AF318938

LIGATURES DES ARTÈRES

DU MÊME AUTEUR

De la confection des moignons (avec figures). Paris, février 1871.
Lefrançois, rue Casimir-Delavigne, 9.   1 fr. 50

EN PRÉPARATION

Précis de Manuel opératoire : les Amputations, les Résections, la Trachéotomie et quelques autres Opérations usuelles.

PARIS. — IMPRIMERIE DE E. MARTINET, RUE MIGNON, 2.

PRÉCIS

DE

MANUEL OPÉRATOIRE

LIGATURES DES ARTÈRES

PAR

LE Dr L. H. FARABEUF

Aide d'anatomie à la Faculté
Ancien interne des hôpitaux de Paris

Avec figures dans le texte

PARIS

G. MASSON, ÉDITEUR

LIBRAIRE DE L'ACADÉMIE DE MÉDECINE

PLACE DE L'ÉCOLE-DE-MÉDECINE

1872

PRÉFACE

Au moment où je résolus d'écrire sur le manuel
opératoire, je crus devoir bien préciser mon but et
arrêter la forme que je donnerais à mon ouvrage.

Mon but était de combler les lacunes qui rendent
nos meilleurs traités de médecine opératoire insuffi-
sants pour les futurs praticiens qui hantent l'amphithéâtre, afin d'y acquérir cette habileté manuelle qui
est la moitié du chirurgien.

Ce n'était pas de remplacer un livre quelconque ;
on le verra sans peine aux soins que j'ai pris pour
restreindre ma tâche.

Rien ne me forçait à écrire un précis complet de
médecine opératoire. J'étais complétement maître
de mon programme et n'avais à répondre qu'aux sol-

licitations de quelques anciens élèves restés mes aveugles amis ; aussi ai-je éliminé d'emblée les opérations spéciales que je ne pouvais décrire avec compétence. Je gardai seulement les opérations courantes et urgentes (amputations, ligatures, etc.), que tout praticien est appelé à exécuter et qui, contrairement à ce qui a eu lieu pour les opérations spéciales, sont à peine indiquées dans les livres de pathologie.

C'est cette chirurgie élémentaire que l'étudiant doit apprendre, tant pour ses examens que pour les exigences de sa future pratique. Aussi est-il généralement désappointé, lorsqu'à l'amphithéâtre et le couteau à la main, il ouvre ses classiques et n'y trouve que des chapitres écourtés ou dévoyés vers l'histoire, l'anatomie ou la clinique. Lui qui ne demande pour le moment qu'à apprendre à opérer, il ne peut se contenter de vagues descriptions. Il voudrait saisir un fil d'Ariane et le trouver solide, continu et tirant droit au but.

Il voudrait qu'on ne lui dise pas seulement ce qu'il faut faire et ce qu'il faut éviter, mais aussi *comment* il faut faire. J'imagine que les auteurs qui ont particulièrement négligé ce dernier point, ont redouté l'insuffisance de l'enseignement écrit et qu'ils ont voulu laisser de la besogne au répétiteur dont quelques élèves réclament encore les leçons pratiques. Ils ont supposé à celui-ci du métier et de la tradition, sans songer que la tradition peut se perdre si on ne la couche sur le papier.

C'est parce que je suis convaincu qu'il y a possibilité de combler cette lacune et utilité à le faire, que j'ai voulu l'essayer. Je vais donc chercher à montrer *comment* il faut opérer, ce point capital de tout enseignement professionnel manuel.

Je n'ai pas voulu écrire d'abord sur les amputations, craignant de prendre ma tâche par le gros bout. Quoiqu'on dise volontiers dans le monde médical, entre augures, qu'on se tire toujours d'une amputation, je pense qu'il est plus difficile de *bien* amputer un membre que de lier une artère.

Or, la difficulté d'enseigner une manœuvre est généralement en rapport avec la difficulté qu'on trouve à l'exécuter.

Une autre raison capable de me pousser à commencer par les ligatures d'artères, c'est que ces opérations, souvent urgentes, sont un peu la terreur des praticiens. On ne peut les improviser : il faut avoir appris à lier chaque artère méthodiquement, comme on fait la manœuvre du fusil de guerre ; il n'y a pas qu'à trancher, comme dans une amputation ; il faut trouver ce qu'on cherche, et pour le trouver sûrement, il faut connaître son chemin et l'avoir maintes fois parcouru.

J'ai donc tâché de composer pour les ligatures un guide clair et précis qui, ouvert sous les yeux de l'élève, avant d'être dans la mémoire du praticien, puisse lui permettre d'opérer toujours avec succès. Qu'on ne se méprenne pas sur mes intentions : je n'ai songé qu'à venir en aide à l'enseignement pratique et mimique de l'atelier et non à le rendre superflu ; car rien ne peut remplacer le concours du répétiteur qui opère sous les yeux de ses élèves et les fait opérer après lui.

Je n'ai point oublié un seul instant que l'on devait opérer sur le sujet mort comme s'il était vivant, prévoyant les mêmes dangers, prenant les mêmes précautions, supposant aux parties intéressées par le couteau toutes leurs propriétés physiologiques, etc. C'est afin que l'exercice de l'amphithéâtre soit un vrai début dans la pratique des ligatures d'artères.

Car il faut convenir avec T. Holmes (*A System of Surgery*, tome III, p. 464, 1re éd.), qu'une ligature sur le vivant ressemble beaucoup à la même opération faite sur le cadavre. Il y a peu d'imprévu à craindre pour un opérateur exercé aux opérations cadavériques. Mais il faut dire exercé, car Holmes rappelle le fait de P. Crampton qui, malgré sa grande

. habileté, avant de lier l'artère iliaque interne, répéta sept fois cette opération sur le cadavre et trouva chaque fois quelque chose à apprendre.

Quiconque écrit sur la médecine opératoire trouve deux rôles à remplir. Dans le chirurgien, en effet, il y a deux hommes : le clinicien qui juge des indications, de l'opportunité d'une opération, etc., et l'opérateur qui l'exécute. Je me hâte de me récuser au point de vue clinique; j'aurais pu compiler, mais pour rester en paix avec ma conscience, je préfère renvoyer aux livres des chirurgiens expérimentés qui ont écrit sur la matière et aux traités de pathologie externe suffisants à ce point de vue.

Enfin, je n'ai pas décrit tous les procédés connus pour lier les artères; je m'en suis bien gardé. J'ai fait un choix, ou j'ai accepté le choix fait d'avance par les chirurgiens les plus éminents de notre époque.

Le lecteur reconnaîtra sans doute que si j'ai mis à profit les écrits de mes devanciers, je ne les ai pas copiés servilement, il trouvera quelque trace de personnalité en plusieurs points. S'il désire apprendre l'art d'opérer autrement qu'en amateur (1), et s'il met mes conseils en pratique, je suis sûr qu'il ne

(1) Les arts mécaniques les plus simples exigent un long apprentissage (La Bruyère).

saura gré des efforts que j'ai faits pour guider sa main. Du moins, c'est la seule récompense que j'espère tirer de ce travail.

On s'étonnera sans doute au premier abord de la forme toute nouvelle donnée à cet ouvrage. La pratique de l'enseignement m'a démontré qu'il n'est rien de facile pour un apprenti, et si quelqu'un est tenté de me reprocher d'être trop méticuleux, ce ne sera qu'un opérateur déjà exercé, et je me justifierai en le renvoyant à ses débuts.

Mes descriptions sont imprimées en gros caractères. Je les ai voulues courtes, rapides et continues, pour que l'élève saisisse vite l'ensemble de l'opération. Aussi, ai-je dû les faire précéder et suivre de notes en petit texte, tant sur l'anatomie que sur certaines précautions et manœuvres opératoires : Après avoir rappelé à l'élève les notions anatomiques indispensables, je lui commande pour ainsi dire l'exercice, lui indiquant avec soin et successivement toutes les manœuvres qu'il doit exécuter pour arriver à son but ; et, chemin faisant, je lui donne les explications nécessaires pour qu'il saisisse et retienne l'utilité de toutes les phases de l'opération, pour qu'il ne se borne pas à opérer machinalement.

Je suis obligé de prendre seul la responsabilité des dessins qui figurent dans cet opuscule, puisque je les ai faits moi-même (1) ; il me sera bien permis de dire pourtant que la gravure ne les a pas toujours améliorés. Trois figures insignifiantes m'ont été prêtées. D'autres, les plus belles, sont destinées au *Précis d'anatomie* que je prépare avec M. Hénocque.

Quelque imparfaite que soit la partie iconographique de cet opuscule, j'ai mieux aimé la faire comme elle est, représentant les principales manœuvres indiquées dans le texte, que d'imiter les auteurs qui se bornent à figurer le résultat de l'opération. Que penser, en effet, de ces gravures qui, à travers une fente de la peau, sur un membre sans modelé, montrent l'artère chargée sur la sonde ? Ne rappellent-elles pas le prestidigitateur exhibant tout à coup la muscade ? Nous la voyons bien, mais d'où vient-elle et comment est-elle venue ? S'il nous fallait répéter le tour, nous serions bien embarrassés.

(1) La moitié environ d'après des photographies obtenues avec l'apareil du docteur Schach que je remercie de sa complaisance.

AVIS BIBLIOGRAPHIQUE.

—

Avant de rédiger ce travail, j'ai dû revoir mes auteurs nationaux et me procurer quelques livres étrangers où je n'ai d'ailleurs rien trouvé qui diffère notablement de ce qui s'est écrit chez nous.

J'ai donc lu ou relu la description des ligatures d'artères dans le *Traité de la ligature des artères* de M. Manec, et dans les livres de *médecine opératoire* de Sabatier-Dupuytren (édition Sanson et Bégin), Velpeau, Lisfranc, Malle, Malgaigne, Sédillot, Chassaignac, Cl. Bernard et Huette, Guérin, Dubreuil..... et Marcellin Duval, où j'ai trouvé d'excellents préceptes.

J'ai lu aussi avec profit : Roux (*Quarante années de pratique chirurgicale*), Hogdson (*Maladies des artères et des veines*, traduction de Breschet) , et surtou

Samuel Cooper (*Dictionnaire de chirurgie pratique*, en français, art. ANÉVRYSME et ARTÈRES), sans parler de nos ouvrages classiques de pathologie externe publiés ou en cours de publication.

Puisque la torsion des artères est revenue à l'ordre du jour, les curieux en trouveront la bibliographie dans le Mémoire de John D. Hill (*The Lancet*, 5 nov. 1870), analysé in *Archives gén. de médecine*, 1871, tome II, p. 349.

L'élève qui voudrait se monter une petite bibliothèque sur la médecine opératoire et en particulier sur les ligatures, peut acheter le *Précis de médecine opératoire* de Lisfranc, le *Manuel de médecine opératoire* de Malgaigne, le *Traité clinique et pratique des opérations chirurgicales* de M. Chassaignac, le *Traité de l'hémostasie* de Marcellin Duval, et lire la thèse du regrettable Cocteau, sur les *Altérations des artères à la suite de la ligature* (Paris, 1867).

LIGATURES DES ARTÈRES

PREMIÈRE PARTIE

GÉNÉRALITÉS

CHAPITRE PREMIER

DESCRIPTION D'UNE LIGATURE D'ARTÈRE

Cette opération se compose de trois phases qui se succèdent sans interruption : I, la *découverte* du faisceau vasculo-nerveux dont l'artère à lier fait partie ; II, l'*isolement* de ce vaisseau, et enfin III, la *ligature* proprement dite.

ARTICLE PREMIER

DÉCOUVERTE DU FAISCEAU VASCULO-NERVEUX

On ne saurait, sans présomption, entreprendre de découvrir une artère, si l'on ignore la topographie de la région où l'on va porter le bistouri. Les jeunes Français qui veulent étudier l'anatomie chirurgicale ne sont point embarrassés relativement à l'enseignement écrit et théorique, car nous ne manquons pas d'excellents traités sur ce sujet; ils sont donc sans excuse lorsqu'ils commencent l'étude de la médecine opératoire avec des connaissances anatomiques insuffisantes. Tout en supposant mon lecteur un anatomiste exercé, il me faudra, de temps en temps et en lieu convenable, lui rappeler les rapports principaux des artères avec les organes (nerfs, muscles, tubérosités osseuses, etc.) qui constituent des *points de repère* ou de ralliement, des poteaux indicateurs placés sur la route pour y être consultés par l'opérateur qui veut aller sûrement au but.

§ 1. Le premier paragraphe de ces généralités, comme la première phrase de chaque article particulier, doit être purement anatomique. Puisqu'il s'agit de découvrir le faisceau vasculo-nerveux, avant de couper il faut se demander *où* l'on va couper, c'est-à-dire déterminer et *tracer sur la peau* une ligne correspondant le mieux possible au trajet de l'artère à lier. Cette recherche préliminaire, ce tracé, a la plus grande importance; quand on fait l'incision en bon lieu, on trouve presque toujours fatalement et successivement les points de repère et l'artère.

Pour tracer sur la peau la *ligne d'opération*, c'est-à-dire le trajet du faisceau vasculo-nerveux, nous avons à exploiter les données de la mémoire, de l'œil et du doigt. La mémoire fournit les connaissances anatomiques. Explorant la région, l'œil voit les reliefs, les gouttières, les plis, les veines, et apprécie les distances; le doigt sent les tubérosités osseuses, les interstices musculaires dépressibles et quelquefois même les battements de l'artère sur un point de son parcours. On peut aussi, pendant l'exploration, ordonner au malade de contracter ses muscles quand on trace la ligne avant l'anesthésie.

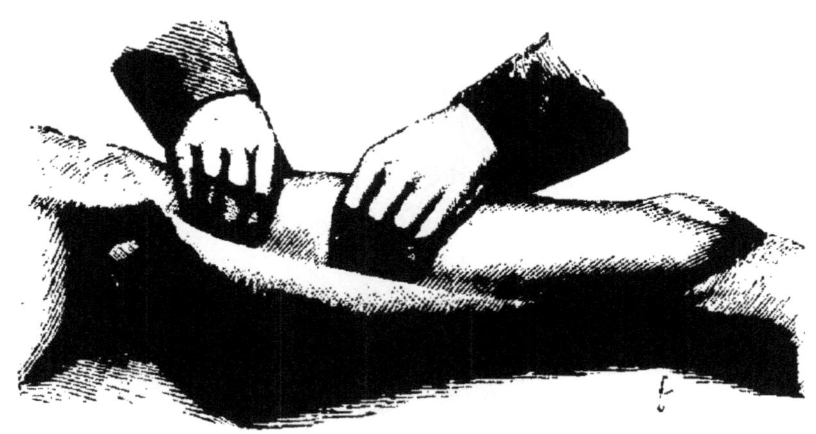

Fig. 1. — **Exploration de la région.** — Les mains recherchent la gouttière musculaire où chemine le faisceau vasculo-nerveux (*de la cuisse prise comme exemple.*)

Un exemple va me servir à montrer la rigueur et la précision avec lesquelles on doit procéder dans ce premier temps de l'opération. Il s'agit, je suppose, de marquer le trajet de l'artère radiale (fig. 2): 1° nous savons que ce vaisseau, à son origine, répond au milieu du pli du coude. Il nous faut donc chercher d'abord le pli du coude par la flexion de l'avant-bras ; ensuite, portant les doigts sur les tubérosités latérales de l'humérus, qui sont les extrémités de ce pli, en déterminer le milieu et marquer ce point à la teinture d'iode (1). 2° Près du poignet, l'artère radiale

(1) Je recommande l'emploi de la teinture d'iode qui sèche rapidement, est visible de suite et marque dans tous les cas. Elle est donc préférable à l'encre qui ne sèche pas, au nitrate d'argent qui noircit le lendemain, et au crayon dermographique qui ne marque pas sur le cadavre.

passe dans la gouttière formée par le grand palmaire et
le long supinateur, gouttière que le doigt est habitué
d'explorer et où il a bientôt senti les battements du pouls.
Traçons une ligne droite du milieu du pli du coude au

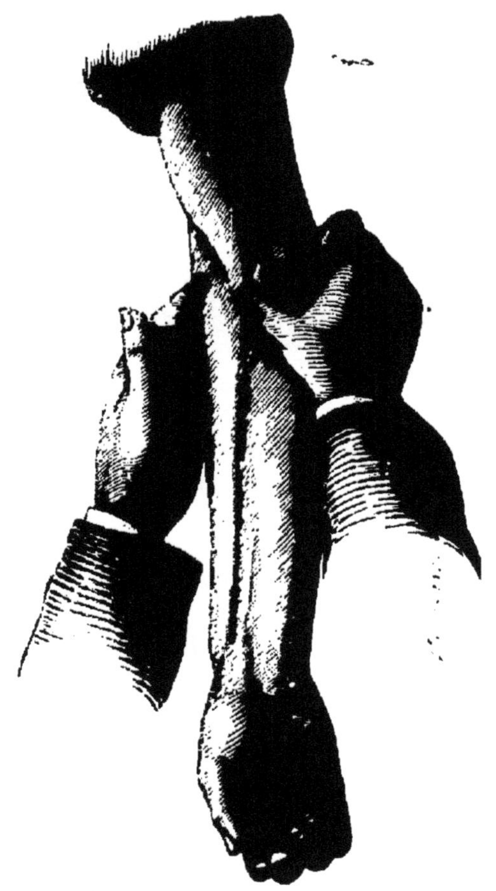

FIG. 2. — **Tracé de la ligne d'opération** (*a. radiale prise comme exemple*). —
Pour trouver le milieu du pli du coude, le chirurgien regarde le membre en face ;
l'indicateur gauche est sur l'épicondyle et refoule les muscles dont la saillie ne
compte pas. La main droite a l'index sur l'épitrochlée et le pouce au milieu du
pli du coude, sur le côté interne du tendon bicipital. De ce point une ligne dirigée
vers la gouttière du pouls marque le trajet de l'artère.

point où le pouls se fait sentir, et voilà notre ligne d'opération, que nous voulions lier l'artère en haut, en bas

ou au milieu de l'avant-bras. Mais deux sûretés valant mieux qu'une, faisons s'il est possible la preuve de notre opération : l'artère radiale continue l'humérale, en dedans du tendon du biceps que le doigt peut reconnaître facilement ; là est le milieu du pli du coude ; de là doit partir notre ligne d'opération. En outre, le vaisseau chemine, à l'avant-bras, dans la gouttière qui sépare les muscles épitrochléens des muscles épicondyliens, et cette gouttière est visible mais surtout facile à sentir aux doigts ; si elle répond à notre ligne d'opération, plus de doute, celle-ci est bien tracée.

C'est avec cette précision et ces minuties qu'on marque sur la peau, à coup sûr, le trajet d'une artère et qu'avant de toucher le bistouri on assure la réussite de l'opération. « On est loin de se douter, dit M. Chassaignac, que ce qu'il y a peut-être de plus important pour la réussite immédiate de l'opération, dans la ligature des artères, c'est la manière dont on place l'incision de la peau. »

Jamais, jamais il ne faut inciser avant d'avoir soigneusement exploré la région pour reconnaître les grosses veines normales ou anormales, les artères accidentellement superficielles, etc., mais surtout pour bien déterminer et marquer le trajet de l'artère. On voit ici l'importance des connaissances anatomiques pour le chirurgien.

§ 2. La ligne d'opération étant déterminée et tracée à l'iode (excellente précaution pour tout le monde), *on incise la peau* sur cette ligne (1) et dans une certaine longueur, d'un seul coup de bistouri donné de gauche à droite comme toujours. Les téguments suivraient le bistouri en glissant, si la main gauche du chirurgien, appliquée sur le membre, ne les fixait dans tous les sens sans les déplacer. Il faut couper la peau d'un bout à l'autre dans toute son épaisseur, c'est-à-dire ne point faire de queues. On appelle ainsi les deux extrémités d'une incision qui devient de moins en moins profonde à partir de son milieu. Les queues n'intéressent que la couche la plus superficielle du derme; elles sont douloureuses, lentes à se cicatriser et ne peuvent compter dans la longueur utile d'une incision, car elles ne permettent aucun écartement.

Pour les éviter, il faut, en commençant la section cuta-

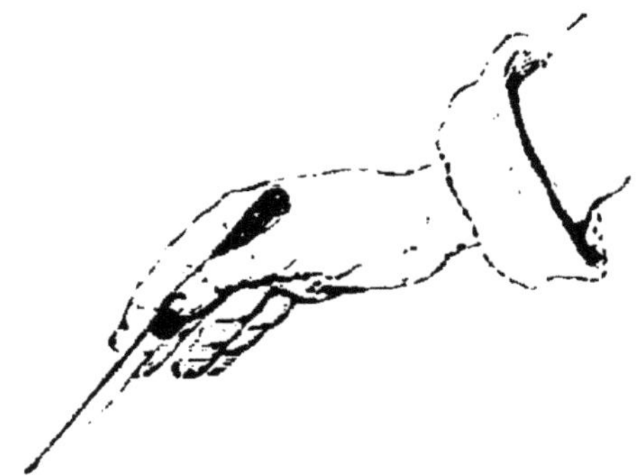

Fig. 3. — La main tient le bistouri comme une plume à écrire.

née, tenir le bistouri presque droit, piquer prudemment la peau, puis abaisser le tranchant afin de couper plus

(1) Quand l'incision semble devoir répondre *longitudinalement* à une grosse veine superficielle, il est permis, mais seulement dans ce cas, de s'écarter un peu de la ligne d'opération pour éviter de pourfendre le vaisseau.

facilement et enfin redresser l'instrument en terminant l'incision.

Quant à la manière de tenir le bistouri, elle importe peu. Veut-on de la précision? on tient l'instrument comme une plume à écrire (fig. 3). A-t-on besoin de force? on le tient comme un couteau de table (fig. 4).

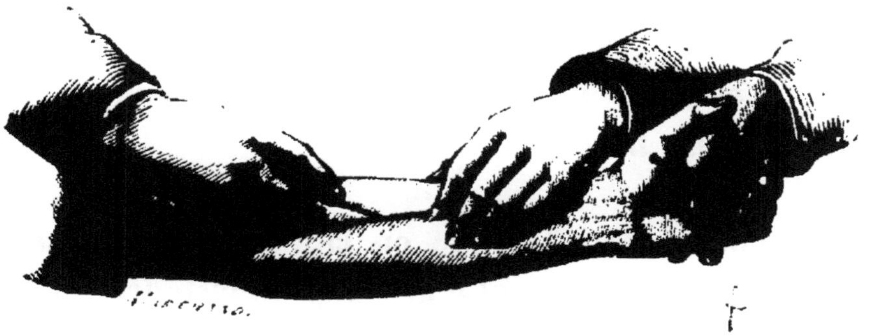

Fig. 4. — **Incision de la peau** (*a. radiale prise comme exemple*). — La main gauche fixe la peau, l'index s'enfonce sur le trajet du vaisseau et marque le point de départ de l'incision que fait la main droite appuyée sur le malade par ses derniers doigts et tenant le bistouri comme un couteau à découper.

Cette dernière manière est classique et traditionnelle pour l'incision de la peau. Dans les deux cas, il vaut mieux appuyer la main droite sur le sujet que d'opérer à main levée.

Lorsqu'on agit dans une région périlleuse, il est bon de ne pas couper trop hardiment au risque de repasser deux fois le bistouri.

La peau n'est pas plutôt incisée que l'on a quelquefois des précautions à prendre pour éviter de blesser de grosses veines, de gros ganglions lymphatiques, etc., reconnus déjà par l'exploration de la région.

Quoi qu'il en soit, il faut inciser le tissu cellulaire dans toute son épaisseur, d'un bout à l'autre de la plaie et mettre à nu l'aponévrose. Pour ce faire, le pouce et l'index gauches appliqués de chaque côté de la plaie, en écartent les deux lèvres *également* sans les entraîner du même côté. Si l'on doit bien dénuder l'aponévrose en se gardant de l'attaquer, plusieurs coups de bistouri sont nécessaires pour couper le tissu cellulaire, y compris le fascia pellucida (couche profonde dépourvue de graisse) qui, s'il n'est pas divisé, s'ecchymose facilement et masque la toile fibreuse.

§ 3. L'aponévrose est à nu ; on la voit et on la sent. Tantôt on l'incise hardiment d'un coup de bistouri, d'un bout à l'autre de la plaie ; tantôt, et c'est le cas où elle recouvre quelque organe important, on passe dessous une sonde cannelée qu'on enfonce à un bout de l'incision pour la faire ressortir à l'autre : on s'assure avec le doigt que l'aponévrose *seule* est soulevée par la sonde, et, celle-ci étant fixée par la main gauche qui l'empêche de verser, la droite glisse le bistouri dans la cannelure et fait l'incision sans danger. Tantôt enfin, l'aponévrose est d'abord explorée, car elle peut contenir ou laisser voir un point de repère. C'est ainsi que par transparence on peut apercevoir les muscles, les artères superficielles, les interstices musculaires, quand ils sont remplis de graisse jaune (1),

(1) Ces lignes jaunes, points de repère indiqués par tous les auteurs, n'ont pas l'importance qu'on leur donne. Elles manquent dans la plupart des régions chez les sujets maigres, et ne sont visibles que sur le cadavre qui ne saigne pas. C'est au doigt qu'il faut avoir recours sur le vivant : lui seul voit clair au fond des plaies inondées de sang.

et que l'on peut sentir ces interstices qui s'enfoncent sous la pression du doigt ou, au contraire, résistent par la présence d'une forte cloison intermusculaire placée de champ.

Après l'inspection, on incise l'aponévrose comme il a été dit plus haut : ou de dehors en dedans, hardiment, d'un coup de bistouri ; ou de dedans en dehors sur la sonde cannelée, s'il y a du danger.

§ 4. C'est ordinairement après la section de l'aponévrose que l'on procède à la recherche des points de repère, qui sont, en effet presque toujours des muscles, des tendons, des nerfs ou des tubercules osseux. C'est l'index de la main gauche qui explore le fond de la plaie, écartant doucement les organes ; la sonde cannelée, tenue de la main droite, sert à déchirer le tissu cellulaire, ce qui permet au doigt de pénétrer de plus en plus profondément. Ce travail de l'indicateur gauche doit être facilité par deux aides : celui qui tient le membre relâché, en les fléchissant légèrement, les muscles entre lesquels on cherche l'artère ; un autre tient les deux lèvres de la plaie écartées jusque dans la profondeur, soit avec les doigts, soit avec des écarteurs mousses appropriés. Si la plaie est bien abstergée, l'opérateur peut y voir clair (1). Mais, que ce soit par l'œil ou par le doigt qu'un point de repère

(1) On recommande avec raison d'opérer à sec, c'est-à-dire de lier à mesure qu'on les coupe toutes les artérioles intéressées. On y voit un peu plus clair et l'on n'a pas à craindre que ces artérioles, qui cesseraient de saigner spontanément, ne se rouvrent plus tard, dilatées par le fait même de la ligature.

ait été découvert, il faut le regarder et le palper, le *reconnaître*, en un mot. La mémoire intervient alors, rappelle les rapports du paquet vasculo-nerveux et indique la voie à suivre pour continuer l'opération. Maintes fois (lig. des artères axillaire, carotide, linguale, etc., etc.) se rencontrent plusieurs organes pouvant servir de points de ralliement ; on doit les découvrir et les reconnaître successivement.

Enfin, *d'étape en étape*, on arrive sur le faisceau vasculo-nerveux, plus ou moins masqué par une aponévrose que le bec de la sonde peut ordinairement déchirer, mais que l'on est quelquefois obligé de couper, avec précaution, sur la sonde cannelée. Les vaisseaux et nerfs réunis en paquet sont en effet, comme les muscles, engaînés par des dédoublements aponévrotiques ; mais cette *gaine fibreuse*, souvent réduite à son feuillet superficiel qui applique les vaisseaux sur l'organe sous-jacent, est presque toujours très-mince et très-transparente. Dans les cas les plus ordinaires, on la néglige complétement, et sans l'ouvrir on procède au diagnostic des divers éléments du faisceau vasculo-nerveux, diagnostic quelquefois délicat et qui exige encore de sérieuses connaissances anatomiques.

§ 5. Chaque grosse artère est accompagnée d'une plus grosse veine munie d'un ou plusieurs canaux de dérivation irrégulièrement placés à côté de l'artère, mais qu'heureusement l'on peut intéresser sans grand danger. Les artères moyennes et petites sont placées entre deux veines à peu près égales, qui présentent de fréquentes anastomoses transversales croisant l'artère par dessus et par dessous.

Les troix canaux sanguins parallèles et juxtaposés sont placés au mieux entre les couches musculaires ; si l'interstice est formé par deux muscles superposés ou plutôt placés l'un devant l'autre comme à la région jambière postérieure, les veines sont de chaque côté de l'artère ; mais si l'interstice est antéro-postérieur comme celui qui sépare le jambier antérieur des extenseurs des orteils, une veine est devant et l'autre derrière le canal artériel que l'on ne peut isoler, sans déchirer la veine superficielle, qu'en attaquant la gaine celluleuse par le côté.

Les nerfs sont presque toujours plus superficiels que les vaisseaux, et assez souvent ils en sont assez éloignés ; le faisceau cherché est alors simplement vasculaire.

Pour dénuder l'artère, il faut savoir où elle est. L'opérateur a le paquet vasculo-nerveux sous l'œil et sous le doigt ; comment et à quoi reconnaîtra-t-il le canal artériel ?

Sur le cadavre, les nerfs sont blancs, les veines sont noires et l'on voit clair. Sur le vivant, les artères battent, mais pas tant qu'on le croirait (Richet), pas toujours au voisinage des anévrysmes (Hogdson), et leurs battements ne sont pas tellement limités qu'on ne puisse les sentir à travers un nerf (S. Cooper) ou une veine collatérale ; d'autre part, le sang masque le fond de la plaie. L'élève ne doit jamais l'oublier ; il faut qu'il fasse à l'amphithéâtre l'éducation de son doigt plutôt que celle de ses yeux, s'il ne veut se trouver impuissant sur le vivant. C'est donc les yeux en l'air et le doigt dans la plaie qu'il faut s'habituer à lier les artères, une fois les incisions superficielles accomplies. Écoutez Sabatier : «Les vaisseaux, les nerfs, le tissu cellulaire, les muscles, qu'il est si facile de distinguer, de séparer et d'éviter sur le cadavre, paraissent uniformément colorés par le sang qui les couvre et se confondent sur l'homme vivant pour tout autre que pour le chirurgien habile. » Et plus loin : « L'œil et surtout la main, dont l'opérateur habile fait un si fréquent et un si heureux usage, ne sauraient être doués de trop de justesse, de légèreté, d'aplomb, de mobilité ; *le tact ne saurait être trop fini, trop exercé.* » Cette dernière proposition est surtout applicable aux ligatures d'artères et au doigt indicateur gauche, qui en est le principal agent. C'est donc avec ce doigt et accessoirement avec l'œil qu'il faut analyser le faisceau vasculo-nerveux, en comprimant ses éléments sur les plans sous-jacents, ou même entre deux doigts, si ces plans n'ont pas de résistance et si l'on peut le faire sans inconvénient. En résumé, regarder peu et toucher beaucoup, telle doit être la pratique de l'amphithéâtre.

Voici maintenant à quoi on reconnaîtra les nerfs, les veines et l'artère sur le cadavre et sur le vivant : Sur le cadavre, les nerfs sont ronds et blancs, les veines pleines de sang noir ; les artères sont des rubans gris, rosés, clairs, quelquefois jaunâtres, mais en général d'une couleur caractéristique que l'on n'oublie pas facilement ; leurs bords sont épais, saillants et clairs comme les lèvres d'une gouttière. Sur le vivant, tout est rouge ou à peu près.

Sur le cadavre, les nerfs donnent, au doigt qui les

comprime, la sensation d'un cordon plein qui ne s'aplatit pas ; les veines sont ordinairement tellement minces qu'on ne peut les sentir ; au contraire, l'artère est épaisse, élastique, plate, creusée en gouttière à bords plus épais que le milieu, semblable en tout à un tube de caoutchouc tendu et contournant un corps résistant. Si le doigt hésite entre deux cordons, la mémoire intervient pour rappeler la position respective des éléments du faisceau exploré.

Sur le vivant, les nerfs donnent au doigt la même sensation que sur le mort. Isolés, séparés de l'artère par un écarteur, ils ne battent pas et ne semblent pas battre. Les veines se gonflent et durcissent si on les comprime dans l'angle cardiaque de la plaie ; le doigt les aplatit facilement et, aplaties, ne les sent généralement plus. L'artère enfin bat et ses battements sont précieux pour trouver le faisceau vasculo-nerveux plutôt que pour en isoler les éléments. Ils augmentent quand on comprime dans l'angle périphérique de la plaie, et cessent généralement quand on comprime dans l'angle cardiaque. Dans les deux cas, la région où se distribue l'artère cesse de recevoir du sang, l'anévrysme cesse de battre, l'hémorrhagie est suspendue. Mais les pulsations d'une artère presque dénudée ne sont point ce qu'on s'attend à les trouver, et c'est encore en aplatissant le vaisseau sous le doigt et en cherchant à retrouver les caractères qu'il présente sur le cadavre qu'on arrive le plus sûrement au diagnostic. Du reste, quand on lie sur un blessé une artère qu'un aide comprime plus haut, on se trouve presque dans les conditions de l'amphithéâtre (1). Lorsque le vaisseau cherché ne repose pas sur un plan résistant (la linguale, par exemple), on doit, à mesure qu'on incise les parties molles, tordre les artérioles et bien absterger la plaie afin d'utiliser la vue, le toucher pouvant être insuffisant.

ARTICLE II

ISOLEMENT DE L'ARTÈRE

La situation de l'artère étant déterminée, l'aide tenant la plaie béante à l'aide des écarteurs *placés par le chirurgien lui-même*, il s'agit maintenant de dénuder le vaisseau, c'est-à-dire d'ouvrir sa gaine celluleuse afin de passer le fil sous le cylindre artériel et de le comprendre seul dans la ligature.

§ 1. J'ai indiqué précédemment les rapports des éléments vasculo-nerveux, je suis obligé maintenant de dire quelques mots sur la structure et les gaînes des artères.

Les parois artérielles sont formées de trois tubes emboîtés dont la structure présente des différences capitales, mais que l'on ne peut séparer que par la dissection. La tunique interne est mince, élastique et fragile, la moyenne est à la fois élastique et musculaire, et aussi très-fragile quoique très-épaisse ; l'externe enfin tient le milieu comme épaisseur entre les précédentes : elle est

(1) Heureusement, un doigt exercé est plein de ressources : il sent et distingue les artères, les nerfs et même les petits muscles plats : « The cord-like nerves and the smooth flat muscle may thus (by the touch) be readily distinguished. » (J. et R. Quain et Scharpey, *Anatomie*, art. *sous-clavière*.)

formée de tissu conjonctif et de fibres élastiques accumulées surtout dans ses couches profondes ; elle est seule notoirement vasculaire, résiste seule au fil constricteur, et joue le principal rôle dans la cicatrisation des autres tuniques rompues par ce fil. Il suffit qu'elle soit intacte pour donner l'espoir du succès de la ligature, mais il faut qu'elle soit intacte. Ce serait donc une faute que d'ouvrir cette tunique externe pour appliquer le fil directement sur la tunique moyenne qui, plus encore que l'interne, se coupe avec une grande facilité. Les chirurgiens qui pensent ouvrir la tunique adventice ne le font pas, heureusement pour leurs malades. Tout au plus dissèquent-ils une mince couche superficielle lamineuse et facile à pincer ; mais ils laissent dans toute son intégrité l'épaisse couche profonde formée de faisceaux solides entrecroisés en sautoir, et fortement appliquée par son élasticité sur la tunique moyenne avec laquelle elle est en continuité du tissu, malgré les changements rapides qu'on remarque à ce niveau dans la structure et la texture de la paroi artérielle.

Ainsi constitué par ses trois tuniques, incluses et très-adhérentes, le tube artériel, qu'il soit isolé (sous-clavière) ou accompagné de veines et de nerfs, est logé dans un fourreau de tissu lamineux (*gaine celluleuse*) comme un tendon dans sa gaine, avec cette différence que l'isolement et la mobilité sont moindres pour l'artère que pour le tendon. Grâce à cette disposition, l'artère glisse légèrement à chaque pulsation cardiaque ; coupée en travers, ses deux bouts s'écartent et rentrent profondément dans la gaine ; la suppuration peut s'infiltrer autour du tube artériel, détruire les adhérences, les *vasa-vasorum* qui vont à la tunique externe, et causer cette friabilité inflammatoire que redoutait Dupuytren, mais qui semble exceptionnelle comme sa cause elle-même ; enfin, aussitôt que la gaine est ouverte, il devient facile de passer un fil sous le vaisseau. Il y a donc autour des artères une espèce de cavité ou bourse muqueuse incomplétement développée que l'on a pu appeler cavité ou *séreuse péri-artérielle*. Un tendon dont la synoviale autrefois enflammée présenterait de nombreuses adhérences serait dans des conditions analogues. La mobilité de l'artère dans sa gaine est amoindrie par diverses causes et peut être détruite par l'inflammation adhésive, ce qui rend la dénudation extrêmement laborieuse.

Les veines et les nerfs collatéraux sont pareillement engaînés, et c'est dans une même masse de tissu cellulaire que sont contenus tous les cordons du faisceau vasculo-nerveux, qui ont chacun leur canal particulier comme deux, troi, tubes de verre dans un bouchon percé d'autant de trous. Quand on a le malheur, en opérant avec la sonde cannelée, de décoller le paquet vasculo-nerveux des plans profonds, on éprouve la plus grande difficulté ensuite à séparer les veines de l'artère, le tout manquant de fixité.

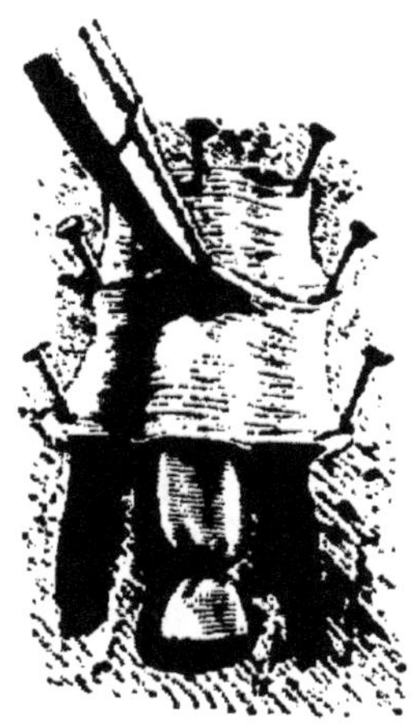

Fig. 5. — Une artère avec ses veines et la gaine cellulcuse qui les enveloppe ont été fixées sur un liége. L'artère a été froncée par une ligature temporaire. Une pince soulève un pli transversal de la gaine celluleuse comme cela doit se faire pour dénuder une artère au bistouri.

§ 2. C'est donc sur l'artère elle-même qu'il faut ouvrir la gaine celluleuse et *dans une faible étendue*, 5 à 10 millimètres, afin de détruire le moins possible de *vosa-vasorum* pour ne pas exposer le vaisseau à la gangrène et le futur caillot au ramollissement. Cela est de la plus haute importance.

Deux procédés sont employés pour dénuder les artères : la *déchirure* avec le bec de la sonde cannelée ou avec des pinces, et l'*incision*.

L'incision de la gaine des artères est une opération délicate et fort ennuyeuse pour les commençants. Elle a l'inconvénient d'exiger de la lumière. Voici en quoi elle consiste : de la main gauche, armée d'une bonne pince, saisir et soulever la gaine celluleuse pour permettre à la main droite armée du bistouri de l'ouvrir sans blesser les vaisseaux. Voici comment elle se pratique : Tenir les mors de la pince légèrement écartés (5 à 10 milimètres), les appliquer tous deux *sur* l'artère dans le sens de la longueur, appuyer légèrement, serrer et soulever un peu le *pli transversal* ainsi formé (fig. 6).

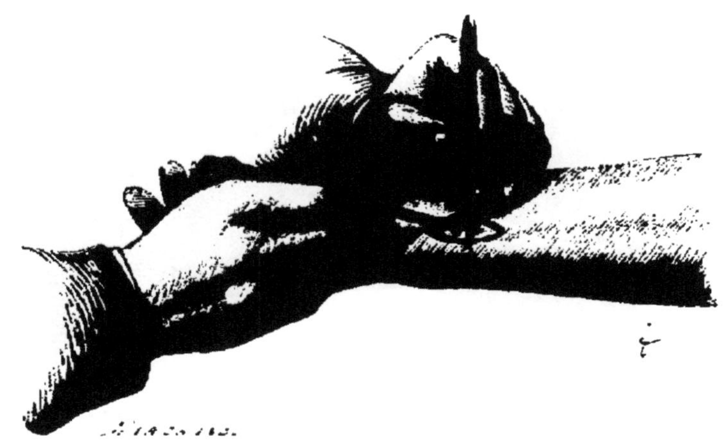

Fig. 6. — **Dénudation d'une artère,** 1er temps (*la radiale prise comme exemple*). — Les mors de la pince d'abord écartés et appuyés sur l'artère en long ont été rapprochés, puis le pli transversal de la gaine celluleuse ainsi formé, a été légèrement soulevé et la pointe du bistouri s'apprête à l'inciser *sur* l'artère.

En agissant de cette manière, on ne tient que la gaine celluleuse, tandis que si l'on pince en travers on risque fort de comprendre dans un pli longitudinal ou l'artère ou l'une de ses veines. La gaine soulevée, on incise le *pli transversal* avec la pointe du bistouri qui doit agir prudemment, mais sur le milieu de l'artère qui est épaisse, afin de ne pas percer les minces parois veineuses ; on peut aussi déchirer avec le bec d'un instrument mousse. Une boutonnière longitudinale de 10 millimètres au plus étant faite, la pince qui n'a rien lâché tient et écarte une des lèvres de la petite plaie, le bec de la sonde la décolle de la tunique externe de l'artère en détruisant les adhérences qui obstruent la séreuse péri-artérielle par des mouvements de va et vient, puis cherche à s'engager sous le vaisseau (fig. 7). Il s'arrête

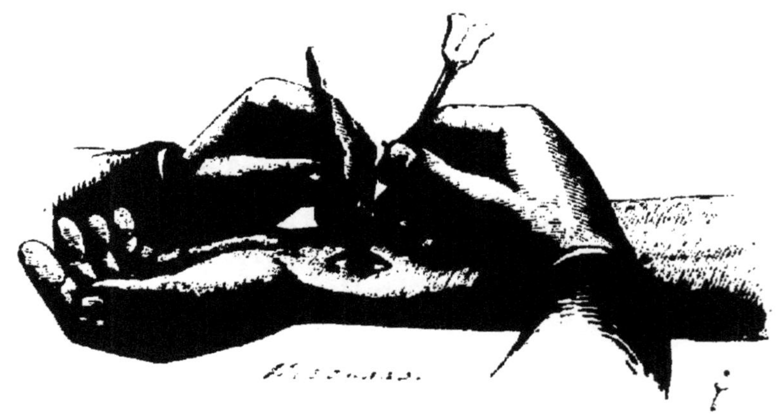

Fig. 7. — **Dénudation d'une artère,** 2ᵉ temps (*la radiale prise comme exemple*). — La gaine celluleuse est ouverte : la pince tient sa lèvre interne que le bec de la sonde est en train de décoller.

là un instant pour servir de repère, pendant que la pince va saisir la deuxième lèvre, qu'il faut décoller à son tour pour engager définitivement la sonde sous le vaisseau ou, à sa place, un instrument porte-fil quelconque. En tout cas, le bec de l'instrument engagé d'un côté sous l'artère ne saurait se dégager facilement et heureusement de l'autre côté, si la pince ne retournait saisir la lèvre correspondante pour l'écarter et l'abaisser (fig. 8).

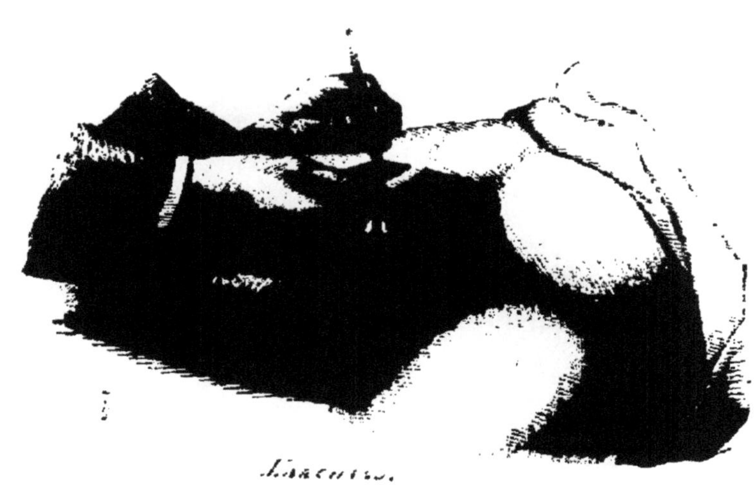

Fig. 8. — **Dénudation d'une artère,** dernier temps et *passage du porte-fil (a. fémorale prise comme exemple).* — La deuxième lèvre de la gaine (l'interne) a été décollée par le bec de la sonde qui reste engagé sous le vaisseau ; la pince est allée saisir la lèvre externe et va l'abaisser pour permettre à la sonde (ou à un instrument porte-fil quelconque) de se dégager sans danger, de charger l'artère.

La dénudation par la pince et le bistouri est certes ce qu'il y a de plus chirurgical : on ne meurtrit pas les tissus et, si le blessé n'a pu être endormi, il souffre peu et ne remue pas, mais il faut voir clair. En conséquence, il est bon de s'exercer à dénuder les artères sans le secours de l'instrument tranchant, dont il est toujours quelque peu dangereux de se servir à l'aveuglette.

Après avoir pincé convenablement la gaîne, si l'on se trouve gêné par le sang, on peut la déchirer avec le bec de la sonde doublée du médius qui la renforce et l'empêche de fléchir ; on peut encore se servir d'une seconde

pince pour déchirer le tissu cellulaire péri-artériel, couche par couche, s'il est épais et résistant : c'est même la
seule manière de dénuder facilement une artère mobile
comme l'épigastrique (fig. 9).

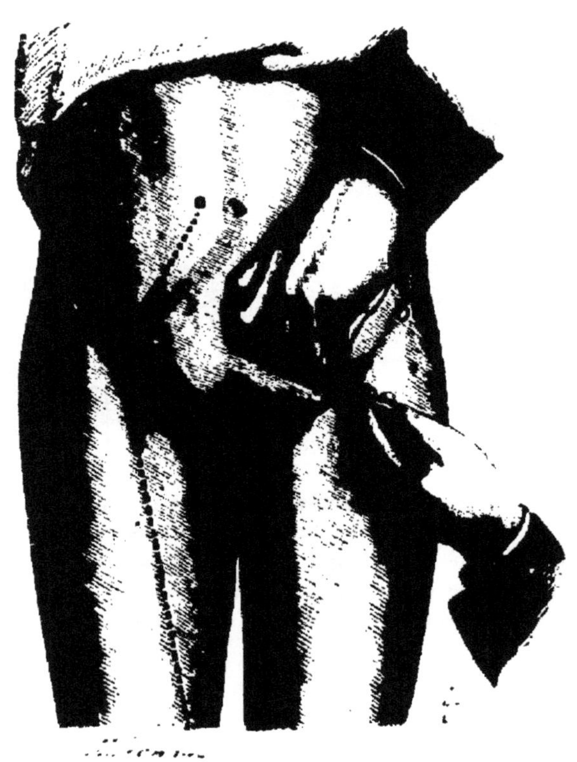

Fig. 9. — **Dénudation d'une artère avec les pinces** (*a. épigastrique prise comme exemple*). — Les deux pinces ayant saisi la gaine celluleuse dans un même point, tirent chacune dans un sens différent, afin de la déchirer et de dépouiller l'artère dans une étendue suffisante.

Bien souvent on se passe de pince et de bistouri ; pendant que l'index gauche est au fond de la plaie, près de
l'artère qu'il surveille, la main droite porte la sonde
cannelée perpendiculairement sur le vaisseau et cherche
à accrocher la gaine en la grattant avec le bec de l'instru-

ment (fig. 10). La sonde doublée et fortifiée par le médius droit, enfoncé avec elle dans la plaie, ne peut agir que par les bords presque tranchants de son cul-de-sac ; autrement,

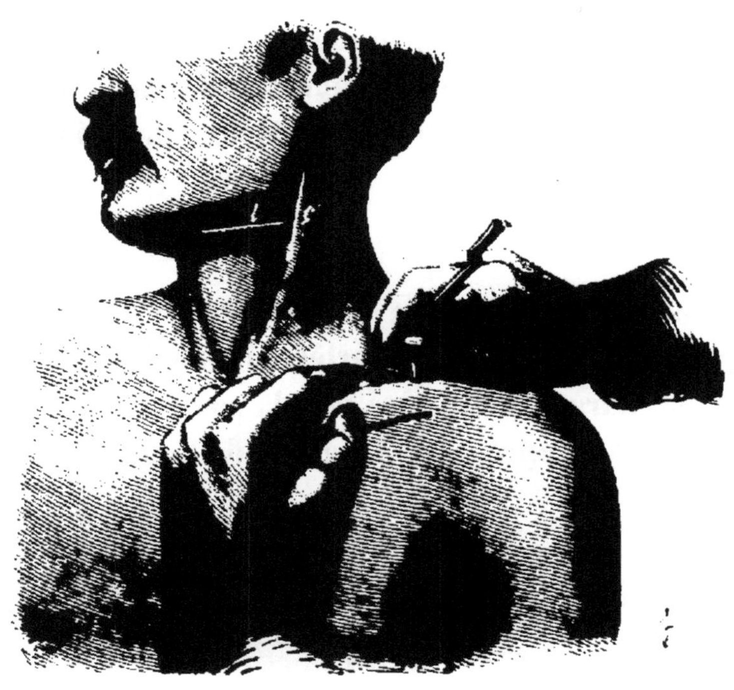

Fig. 10. — **Dénudation d'une artère par la sonde** (la sous-clavière prise comme exemple). — L'instrument, renforcé par le médius qui s'allonge jusque près de son bec, gratte prudemment sur le vaisseau, accroche la gaine celluleuse et la déchire.

elle glisse et n'accroche rien. Elle doit aussi être parfaitement perpendiculaire à l'artère. On accroche donc le tissu péri-artériel, et on le refoule successivement vers le cœur et vers les extrémités, ayant soin de faire faire demi-tour à la sonde dont le côté cannelé, je le répète, peut seul accrocher solidement. Il suffit quelquefois de deux coups de sonde pour isoler une artère. La prudence exige la plupart du temps qu'on aille moins vite et qu'on s'y reprenne à plusieurs fois. L'index explorateur suit les progrès de la dénudation, et quand la sonde ou le porte-fil, après avoir cherché à passer sous le vaisseau, a réussi, c'est lui qui protége les organes et, coiffant le bec de l'instrument avec sa pulpe, l'amène à l'extérieur sans danger. Cette manière de dénuder n'est point applicable aux artères athéromateuses si fragiles ; elle exige du vaisseau, fixité et intégrité, et réussit surtout quand la gaîne est mince et peu solide.

§ 3. Passer la sonde sous l'artère, cela s'appelle, en argot professionnel, *charger* l'artère. Le meilleur instrument pour charger une artère sans la soulever ni courir le risque de la rompre, c'est l'aiguille de Cooper (fig. 11).

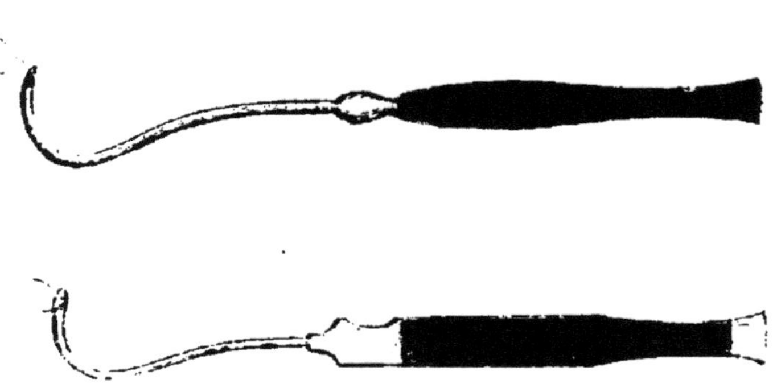

Fig. 11. — Aiguilles porte fil de Cooper.

Elle suffit à tous les cas ; la sonde cannelée de Cusco, les stylets, tous les instruments droits ne sont pas applicables aux ligatures des artères profondes. Le praticien le plus mal monté a toujours dans sa trousse une aiguille courbe et une pince capable de la fixer solidement, soit dans l'axe, soit sur le côté comme un crochet de davier ; il cassera la pointe de son aiguille, l'émoussera avec soin et l'ayant enfilée et montée, il aura un porte-fil d'occasion pouvant servir même pour lier l'iliaque externe et le tronc brachio-céphalique. Quel que soit l'instrument sur lequel on charge l'artère, il faut le manœuvrer avec précaution, pour ne pas embrocher les veines ou autres organes voisins. Il est de règle de le conduire sur le doigt indicateur gauche, de l'engager d'abord du côté où est l'écueil pour le faire ressortir ensuite de l'autre côté, où le doigt qui l'a conduit vient le recevoir comme il a été dit plus haut.

Par exemple, on charge la carotide primitive de dehors en dedans, parce que l'énorme et mince veine jugulaire est en dehors. La manœuvre est bien plus facile quand on opère à ciel ouvert, alors qu'on a pu dénuder avec la pince et le bistouri.

Après que l'artère est chargée, il faut une dernière fois porter le doigt dessus et s'assurer : 1° qu'en comprimant ou pinçant le cordon soulevé, on suspend le cours du sang dans la région irriguée par le vaisseau cherché, c'est-à-dire qu'on a bien trouvé l'artère ; 2° que ce cordon s'aplatit parfaitement sous le doigt, et que, par conséquent, on ne va lier que l'artère.

ARTICLE III

LIGATURE DE L'ARTÈRE.

Cette exploration terminale ayant donné les résultats attendus et le porte-fil étant retiré, il n'y a plus qu'à nouer les deux bouts du fil. Mais, où et comment ?

L'artère est dénudée dans une certaine étendue, un centimètre environ, et le fil peut toujours être appliqué plus ou moins haut : il n'est pas indifférent de le serrer au hasard. En effet, quand on fait une ligature, on se propose d'oblitérer les *deux bouts* du vaisseau et non pas seulement le bout central. On doit donc se préoccuper de poser le fil à une certaine distance des troncs ou des collatérales que le sang continuera à parcourir, que ces vaisseaux appartiennent au bout central ou au bout périphérique. Et, dans le cas possible où pour s'éloigner d'une collatérale supérieure on risquerait de trop s'approcher d'une collatérale inférieure capable de ramener le sang en grande quantité, il conviendrait sans doute de comprendre celle-ci dans la ligature et au besoin de prolonger un peu la dénudation à cet effet.

En général, on lie au milieu de la partie dénudée qui doit être courte, car il y a des raisons de craindre que les tuniques de l'artère dépouillées de la gaine celluleuse sur une grande étendue, ne puissent produire une oblitération solide.

C'est le moment de nouer le fil. On fait un demi-nœud

et on le serre assez fort pour rompre les tuniques élastiques ; puis, laissant flotter le fil pour ne pas défaire ce
qu'on a fait, on termine le nœud, que l'on doit toujours
faire *droit* comme le représente la figure 12, afin qu'il ne
se desserre pas comme pourrait le faire le nœud représenté
à côté (fig. 13). Il ne faut pas serrer énormément, surtout

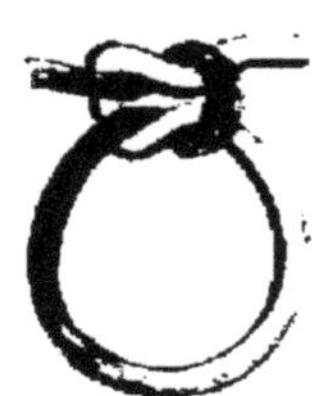

Fig. 12. — Nœud droit très-solide.

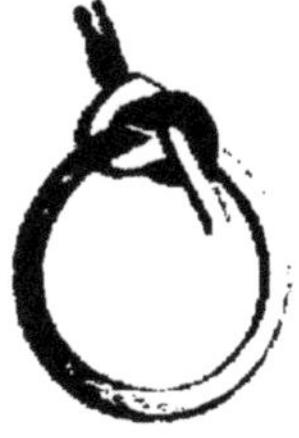

Fig. 13. — Nœud de travers, peu solide.

quand on fait, dans la continuité, une ligature qui n'a
aucune chance de glisser. Pour rompre les tuniques élastiques, une constriction modérée, pourvu qu'elle soit
brusque et bien circulaire, pas oblique, suffit toujours.
Cela est vrai, même si on lie des vaisseaux coupés à la
surface d'un moignon ; seulement il faut avoir soin d'embrasser dans la ligature toute la circonférence de l'artère,
sans quoi le fil glisserait. Dans le but de se rendre compte
de la résistance des tuniques artérielles et de la sensation
qu'elles donnent aux doigts qui les coupent en serrant le
fil, il est indispensable de s'exercer à lier les artères du
cadavre après qu'elles sont découvertes. Mais cela n'est
pas dans les mœurs des élèves, et pourtant la plupart
d'entre eux, employés plus tard comme aides plutôt que
comme opérateurs, n'auront guère que cela à faire. Il

aut apprendre à serrer juste, car, si l'on serre trop, on
'expose à deux accidents : 1° couper l'artère. Cela est
rrivé souvent sur des vieillards et des anévrysmatiques :
s fils très-fins, la dénudation parfaite (1), la constriction
onsidérable ne conviennent qu'aux artères saines. 2° Cas-
er le fil. Cela n'est rien, en apparence, qu'un sujet de
onte pour le ligateur vexé, qui accuse le fil d'être éventé
t oublie de s'accuser de ne pas l'avoir essayé. Mais, et
est là le point principal, il faut recharger l'artère, re-
asser un lien à la même place, car si on le met à côté
e la première ligature, qui sait si quelques jours après
opération, alors que le caillot est encore peu adhérent
la cicatrice molle, la partie étranglée par le premier
l, à moitié coupée, gangrenée peut-être, ne cédera pas?
Le fil, surtout s'il n'est pas bien ciré, est toujours
nbibé de sang et glisse dans les doigts quand on veut
rrer le nœud. Cet inconvénient peut être évité en
nroulant les chefs autour d'un doigt de chaque main, le
tit ou l'annulaire, afin de les tenir solidement pendant
ne les deux pouces réunis dos à dos s'enfoncent comme
n coin dans la plaie entre ces chefs assujettis par les
oigts. Il suffit alors pour bien serrer le nœud d'écarter
rusquement, par la flexion, les extrémités unguéales des
ouces, qui se touchent toujours et se fournissent un point
'appui par leurs articulations phalangiennes (v. fig. 14).

(1) Aujourd'hui, l'on n'interpose plus jamais de corps étranger, cylindre de dia-
slon ou autre, au fil et à l'artère faisant ce qu'on appelait une ligature médiate
carpa, Roux). Cependant plusieurs chirurgiens recommandent, quand on a affaire
e artère friable, de lier avec elle le plus de tissu cellulaire possible. Wenzel von
nhart (*Compendium der chirurgischen Operationslehre*) donne ce conseil.

On a de la sorte beaucoup de précision, on serre d'un petit coup sec, modéré, sans trembler, car les deux mains sont en contact. Généralement on se sert des index placés dos à dos et agissant comme les pouces : on a ainsi moins de précision, moins de force, mais plus de facilité pour lier au fond d'une plaie profonde.

A l'amphithéâtre, sur le cadavre, on peut se rendre compte des effets immédiats d'une ligature bien faite. L'artère est froncée ; ses deux tuniques interne et moyenne, complétement rompues, sont même, surtout si le fil est gros, légèrement rebroussées de chaque côté dans le calibre du vaisseau ; elles sont assez bien affrontées pour pouvoir se réunir grâce aux matériaux apportés par la tunique externe et grâce à la contention qu'exerce le lien constricteur, qui doit rester en permanence. Sur les vivants, ce travail de cicatrisation se fait avant la chute du fil, mais en même temps se forme, ordinairement dès les premières heures, un caillot intra-artériel adhérent aux fronces des tuniques rompues et remontant jusqu'à la première collatérale. Ce caillot devant persister avec quelques modifications et jouer un grand rôle dans l'hémostase, il faut en favoriser la production, en liant loin des collatérales, et la conservation, en ne dénudant pas l'artère sur une trop grande longueur. Je dois dire cependant que ce caillot n'est pas indispensable, la cicatrice des tuniques pouvant à la rigueur se montrer suffisante, mais c'est alors surtout qu'importe la conservation des *vasa-rasorum*, c'est-à-dire la brièveté de la dénudation. Dernièrement, j'ai vu une artère carotide externe bien oblitérée et sans caillot appréciable ; la ligature avait porté à l'origine même du vaisseau, très-près de la thyroïdienne supérieure et de la carotide interne. Mais cette dernière, par ses anastomoses à la base du cerveau, est une voie si largement ouverte au sang, qu'on ne peut guère la comparer à une collatérale ordinaire qui, en même temps qu'elle entretient le mouvement du sang, se montre insuffisante pour son écoulement, d'où résulte sur la ligature des chocs violents et dilatateurs à chaque systole ventriculaire. Je me reprocherais d'avoir cité la possibilité de réussir en liant près d'une collatérale, si je ne répétais ici une fois encore qu'il faut à tout prix s'efforcer d'éviter cette pratique et tâcher de réunir les deux facteurs de l'oblitération : le caillot et la cicatrice.

Et pour bien montrer l'utilité du caillot, je rappellerai ce que hélas ! on a fréquemment l'occasion d'observer : les hémorrhagies par le bout périphérique, après la chute du fil. La cicatrice a pu se faire également sur les deux bouts si l'on a lié au milieu de la partie dénudée, mais dans le bout périphérique, d'abord privé de sang à peu près complétement, le caillot est toujours tardif, très-petit, absent même dans la moitié des cas : il en résulte que, à la chute du fil ou pendant la section lente de la tunique externe, il ne peut opposer qu'une fragile barrière au sang ramené par les collatérales dilatées ; de là, une rupture possible et fréquente de la cicatrice et une hémorrhagie.

Après avoir longuement montré comment il faut s'y prendre pour lier une artère dans la continuité, il est bon de résumer les règles de cette opération et de signaler les écueils semés sur la route.

Le chirurgien place son malade et se place lui-même, il explore la région et trace la ligne d'opération ; il incise la peau, le tissu cellulaire, l'aponévrose, recherche et reconnaît les points de ralliement et arrive sur le faisceau vasculo-nerveux. — Les muscles étant relâchés par l'aide qui tient le membre et la plaie tenue béante par les écarteurs, l'opérateur reconnaît l'artère puis la dénude, la charge et la reconnaît une dernière fois. — Avant de nouer, il choisit le point de l'artère qu'il va étreindre et serre le fil, après quoi il coupe l'un des chefs et fixe l'autre à l'extérieur sans le confondre avec les pièces du pansement.

Voici les fautes qui peuvent être évitées et dont la plupart, sinon toutes, ont été commises sur le vivant. Elles se rapportent à quatre chefs principaux, l'inattention, l'ignorance anatomique, la maladresse, l'inexpérience :

Chercher à sa place ordinaire une artère accidentellement superficielle qu'on aurait dû sentir en explorant la région. Ex : la cubitale pour une plaie de la main ou du poignet.

Faire *fausse route* parce qu'on a négligé de tracer sa ligne ou de reconnaître successivement les points de repère. C'est la faute la plus commune et pourtant la plus facile à éviter. En cas d'anomalie, on peut toujours arriver sur la place du faisceau vasculo-nerveux, occupée par les nerfs avec une artériole et deux veinules qui tiennent lieu des vaisseaux déplacés.

Chemin faisant, couper une grosse veine, déchirer un nerf, ouvrir la gaîne d'un tendon ou plus communément entrer dans un muscle croyant ouvrir un interstice.

3.

Pendant la dénudation, perforer l'artère ou une veine voisine, dépouiller le vaisseau de sa tunique adventice en même temps que de sa gaîne, détruire celle-ci sur une trop grande longueur. Au contraire, dénuder incomplétement, et en chargeant, embrocher un organe voisin, l'artère elle-même, ou bien rompre ce vaisseau en le soulevant et l'amenant inutilement au dehors.

Enfin, lier une veine, un nerf, etc., avec ou sans l'artère ; couper l'artère en serrant trop fort, casser son fil, ne pas serrer assez, ou lier obliquement, ce qui revient au même, ou desserrer le premier demi-nœud en faisant le second.

CHAPITRE II

LIGATURE DES ARTÈRES COUPÉES EN TRAVERS PAR UNE INCISION

Les élèves devraient s'exercer, à l'amphithéâtre, à lier les artères à la surface des moignons. Je n'en veux pour preuve que ce qui se passe dans les hôpitaux de Paris lorsqu'un chirurgien fait une amputation.

Il faut le concours de deux personnes exercées pour faire *cito, tuto et jucunde :* celle qui saisit le bout de l'artère et le présente, celle qui jette le fil, l'amène sur le vaisseau et lie. Si la pince qui a saisi l'artère, quelquefois difficilement, pouvait l'attirer au dehors, la ligature serait facile; mais il n'en est rien, tout au plus peut-on amener l'artère au niveau des autres parties molles. Quoi qu'il en soit, le fil est jeté par-dessus la pince d'abord tenue dans l'axe du vaisseau puis relevée perpendiculairement, ce qui fait glisser le fil jusqu'au delà des mors de l'instrument, pour peu que le ligateur s'y emploie avec le bout de ses doigts. Il fait alors en dessous le premier demi-nœud, qu'il enfonce profondément autour du vaisseau avant de

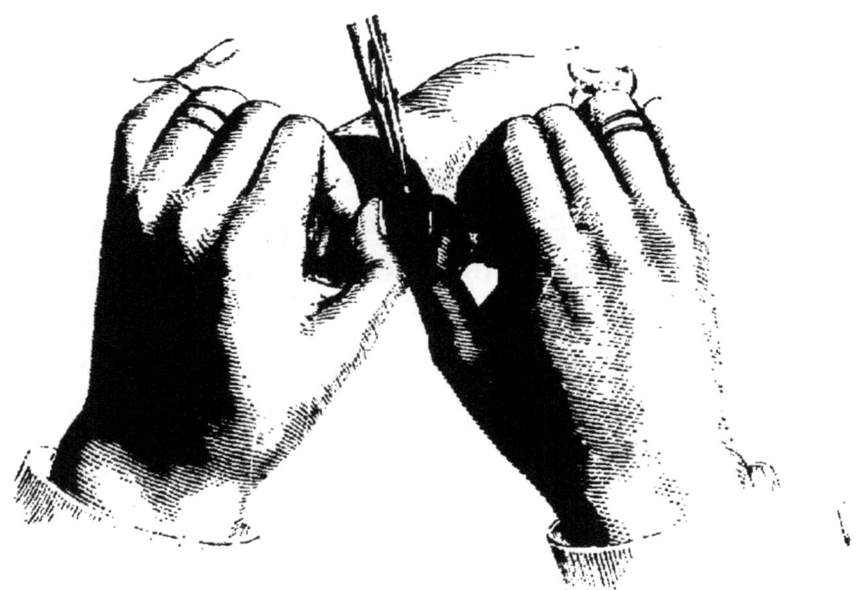

Fig. 11. — **Serrement du fil.** — La pince qui tient l'artère a été relevée. Les chefs du fil sont noués, enroulés et assujettis sur les derniers doigts. Les pouces rapprochés dos à dos et en contact ont été fléchis brusquement dans leur articulation phalangienne.

le serrer et termine à l'ordinaire. J'ai vu des aides ne pas savoir lier, cela va de soi, mais j'ai vu aussi des chirurgiens ne pas savoir présenter l'artère ou tout au moins négliger de le faire, rendant ainsi la besogne de l'aide extrêmement difficile.

Seul, on peut étancher un moignon. « Une fois saisie avec cet instrument (la pince à coulisse) que l'on abandonnerait à son propre poids, l'artère serait un peu allongée, rien ne gênerait; et, libre de ses deux mains l'opérateur pourrait seul faire aisément la ligature du vaisseau. » (Ribes). Dans cette manière de faire fréquemment employée, on lie par-dessus au lieu de lier par-dessous, comme lorsque le chirurgien lui-même tient la pince relevée ; il faut veiller à ce que le poids de l'instrument n'arrache pas l'artère.

Mais lorsqu'il est impossible d'isoler le bout du vaisseau, de l'attirer légèrement avec la pince, on est obligé de recourir au tenaculum, avec lequel on embroche l'artère et les tissus voisins pour faire en définitive une ligature médiate. Il arrive très-souvent qu'aussitôt l'instrument retiré, le fil glisse et tombe. On évite cet inconvénient en laissant le tenaculum à demeure ; seulement, au lieu de l'instrument ordinaire, on se sert alors d'une simple épingle courbée en hameçon, d'abord montée sur une pince, puis abandonnée dans la plaie après la ligature faite. On doit attacher un fil à l'épingle afin de pouvoir la retirer facilement, et en couper la pointe ou la coiffer d'une boulette de cire jaune pour qu'elle ne pique pas les tissus.

CHAPITRE III

AUTRES MOYENS D'OBLITÉRER LES ARTÈRES

Je ne me propose pas de décrire ici tous les procédés qu'on pourrait appeler succédanés de la ligature. Cependant, comme pour exécuter convenablement les principaux d'entre eux, la *torsion* et le *refoulement*, il faut des exercices cadavériques, j'en dirai quelques mots. C'est un sujet redevenu actuel, et l'immortalité d'A. Paré promise par Malgaigne à qui trouvera le moyen d'oblitérer les artères sans laisser de corps étranger au fond de la plaie, semble toujours présente à l'esprit des chirurgiens.

Je ne dirai rien de la *cautérisation*, du *bouchage* chimique ou simplement mécanique, du *séton*, de *l'acupuncture*, de la *galvanopuncture*, de la *mâchure*, du *renversement*, de *l'arrachement*, de la *perplication*, de la *ligature médiate* avec ou sans *presse artère*, de *l'acupressure*, etc., procédés abandonnés avec raison, ou faciles à exécuter d'emblée sur le vivant pour un chirurgien exercé aux opérations courantes.

ARTICLE PREMIER

TORSION DES ARTÈRES

Presque aussi vieille que la chirurgie (Galien), la torsion des artères a été sérieusement étudiée au commencement de notre siècle par Thierry, Amussat et leurs contemporains, principalement dans le but de favoriser la réunion immédiate des moignons. On chercha aussi à tordre les artères dans la continuité afin de guérir les anévrysmes.

§ 1. Torsion d'un bout d'artère coupée en travers. — Il faut distinguer deux procédés : A. *Torsion simple* (*refoulement aléatoire*) ; B. *Torsion avec refoulement prémédité.*

A. *Torsion simple.* — La torsion simple se pratique ainsi : le bout de l'artère est attiré au dehors et débarrassé de ses adhérences celluleuses ; on le saisit dans les mors *larges* d'une pince à verrou *très-solide* et tenue dans l'axe du vaisseau (fig. 15).

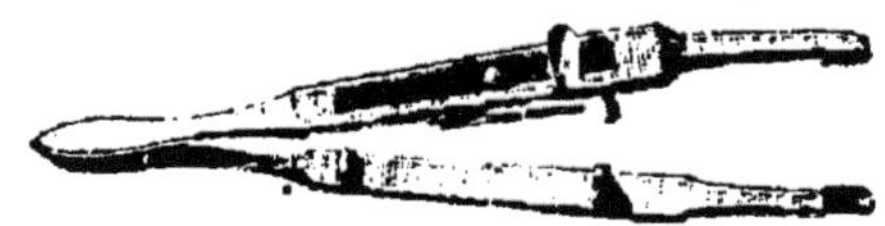

Fig. 15. — Pince à verrou à mors larges, pour saisir et tordre les bouts d'artère.

On fait ensuite exécuter à l'instrument un nombre de tours variable avec le volume et l'état de l'artère, jusqu'à ce qu'il se détache emportant le morceau. On peut aussi s'arrêter avant la rupture complète (1) du pas de vis ou tourillon, et laisser le bout pincé dans la plaie ; mais c'est probablement alors un inutile corps étranger.

(1) Dans ce but, Bryant recommande de faire seulement 10 tours pour les grosses artères, 6 pour les moyennes, 4 pour les petites. Hill, qui a réussi soixante-dix fois, s'arrête encore plus tôt.

Quand la torsion simple réussit bien, voici ce qui se passe : la tunique externe seule résiste et se tord pendant que les deux autres, rompues et décollées, sont refoulées dans le calibre du vaisseau. J'ai représenté (fig. 16) une torsion simple réussie de la carotide primitive d'un cadavre.

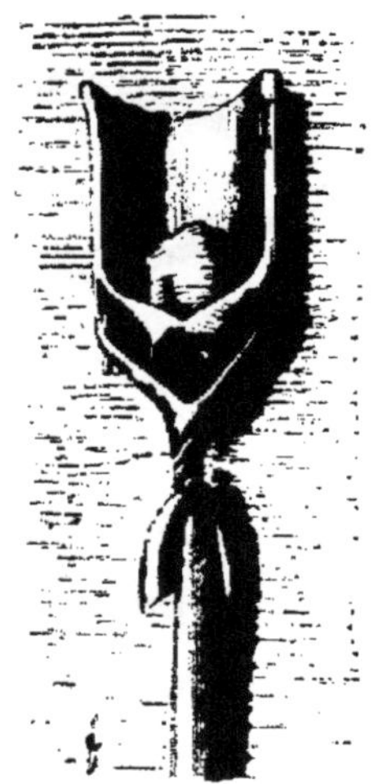

Fig. 16. — **Fragment d'artère carotide primitive tordue et disséquée** (*exp. cadavérique*). — On voit les tuniques élastiques rompues presque régulièrement et refoulées. La tunique adventice seule tordue est près de se rompre.

Mais, pour bien réussir, il faut tordre un bout d'artère sain et dépourvu de collatérales dans l'étendue de 0^m,01 environ ; il ne faut pincer que l'artère et la pincer solidement ; il est bon aussi de rompre les tuniques élastiques d'une manière quelconque au point où l'on désire voir la torsion s'opérer, et même quelquefois de fixer l'artère au-dessus de cette rupture avec des pinces inoffensives afin de *limiter* la torsion.

B. *Torsion et refoulement.* — Dans le but d'assurer la rupture circulaire et le refoulement des tuniques interne et moyenne, Amussat tenant d'une main le bout de l'artère comme à l'ordinaire, se servait d'une pince à baguettes (fig. 17) tenue de l'autre main pour comprimer l'artère en travers et rompre ses tuniques élastiques en respectant la tunique externe. Avec cette pince, il commençait le refoulement et tordait ensuite ou simultanément.

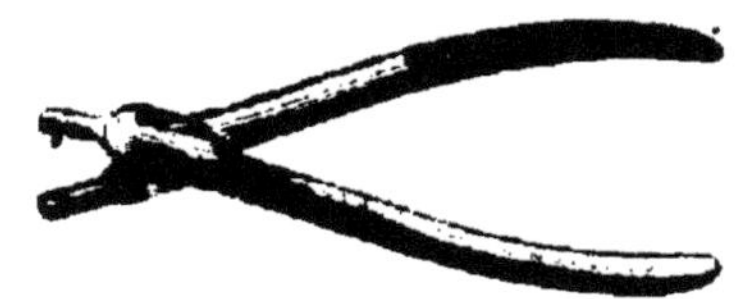

Fig. 17. — Pince à baguettes d'Amussat.

Pourvu que la rupture des tuniques élastiques soit complète, la torsion suffit à opérer leur refoulement. La pince à verrou peut tout faire en saisissant le bout de l'artère, si elle a des mors carrés du bout et *aussi larges* que le vaisseau.

La torsion si souvent appliquée aux petites artères est applicable aux plus grosses. Je pense qu'il convient alors d'assurer le refoulement des tuniques élastiques. Mais le chirurgien trouve-t-il dans la torsion *bien faite*, et *opportunément* faite, autant de sécurité que dans la ligature? Cela peut être et je crois que M. Tillaux est en train de le prouver. Remarquez toutefois les deux points soulignés : *bien faite* signifie qu'il est plus difficile de tordre que de lier, et *opportunément* veut dire que la torsion ne convient pas à tous les cas comme la ligature.

§ 2. Torsion d'une artère dans la continuité. —
Il y a une manière de rentrer dans le procédé précédent, c'est de couper l'artère en travers et de tordre séparément les deux bouts préalablement fixés pour que, la
section achevée, ils ne se rétractent pas trop profondément dans leur gaîne.

En passant sous l'artère un instrument rigide droit ou
recourbé et s'en servant comme du bâton d'un garrot,
on peut tordre le vaisseau que l'on allonge d'abord notablement. Il est possible d'arrêter la torsion quand on
veut ; si l'on va jusqu'à la rupture, les deux bouts restent (?) enroulés comme les deux bouts d'un fil de fer
réunis à la pince : la torsion n'est pas dans l'axe du vaisseau et il y a perte de substance. Par conséquent, l'élasticité longitudinale de l'artère tend à détruire la réunion
des deux bouts et à transformer la torsion en un simple
arrachement avec refoulement probable des tuniques
é'astiques.

J'ai cherché, sur le cadavre, bien entendu, à tordre les
artères dans la continuité sans perte de substance no-
table, avec ou sans rupture à volonté. L'instrument pri-
mitif qui m'a servi est un disque métallique petit et
épais, fendu suivant son diamètre. Ses deux moitiés,
articulées à charnière par un bout, peuvent s'écarter
et former une véritable pince dont les mors étroits et
rugueux se rapprochent au contact et y peuvent être
maintenus par un arrêt. L'artère étant dénudée, je la
pince dans l'instrument, qui en se refermant rompt les
tuniques élastiques et tient ferme la tunique externe.

Le vaisseau est alors devenu l'axe d'une petite poulie fixe que l'on peut faire tourner de différentes manières. On s'arrête quand on veut, en ouvrant l'instrument qui étrangle l'artère, on peut donc ne pas rompre la tunique externe tout à fait. Habituellement, les tuniques élastiques sont rebroussées dans les deux bouts du vaisseau.

ARTICLE II

REFOULEMENT SANS TORSION

Le refoulement peut être pratiqué avec ou sans rupture de la tunique externe, de là deux cas différents. M. Chassaignac a représenté le résultat de l'écrasement linéaire des grosses artères ; les tuniques élastiques sont rebroussées à une certaine hauteur, dans les deux sens généralement, souvent d'une manière inégale ; la tunique externe est étirée et en définitive rompue par arrachement.

Ce procédé de refoulement est insuffisant pour amener l'hémostase dans les grosses artères. Il a cependant été réédité il y a peu de temps sous le nom de *constrictim des artères* par Fleet Speer. Ce chirurgien américain saisit l'artère avec un crochet qu'il attire dans un tube comme l'anse d'un serre-nœud. Il laisse son instrument à demeure un temps variable. On peut ainsi, à la condition sans doute d'avoir des instruments gradués, opérer le refoulement des tuniques moyennes des artères de différent volume en poussant l'étirage plus ou moins loin, jusqu'à la rupture si l'on veut.

Ligature et refoulement. — Voici comment j'ai souvent opéré sur le cadavre. Je lie l'artère comme à l'ordinaire avec un fil très-solide, serré sec, afin de bien rompre les tuniques fragiles ; puis, prenant une plaque de plomb, de corne ou d'autre substance solide, je la perce d'un trou en rapport avec le volume du vaisseau. J'engage les deux chefs du fil dans le trou et j'y passe l'artère à la filière, soit avec un serre-nœud, soit avec les doigts. Le refoulement est double et peut être borné, par exemple, à un demi-centimètre de chaque côté. On peut enlever le fil ou le laisser. En le laissant, on a combiné la ligature avec le refoulement double, procédé qui, *à priori*, semble excellent pour obtenir l'oblitération des deux bouts du vaisseau. En enlevant le fil, on supprime un corps étranger, mais l'on retire un soutien au refoulement. Dans les deux cas, les tuniques refoulées peuvent faire valvule sur l'orifice d'une collatérale voisine ; quant à la tunique externe, elle n'a pas été arrachée, comme dans l'écrasement linéaire, elle persiste donc pour la contention du refoulement et le rôle plastique qui lui appartient.

SECONDE PARTIE

DES LIGATURES EN PARTICULIER

CHAPITRE PREMIER
SYSTÈME AORTIQUE SUPÉRIEUR

ARTICLE PREMIER
LIGATURES DE L'ARTÈRE RADIALE

Ce vaisseau peut être lié à la face antérieure de l'avant-bras, dans tous les points de son trajet, et derrière le carpe, dans la tabatière anatomique.

A. Dans la tabatière anatomique. — Au niveau du poignet, l'artère radiale abandonne la face antérieure du radius, passe sur le côté de l'articulation radio-carpienne, sous les tendons réunis des muscles long abducteur et court extenseur; elle paraît ensuite dans la tabatière anatomique, dont elle traverse obliquement la partie *inférieure*, puis se glisse sous le tendon long extenseur du pouce; et, presque immédiatement après, perfore le muscle premier interosseux dorsal pour aller former l'arcade palmaire profonde.

Le membre à opérer doit reposer sur le bord cubital, fixé par un aide qui d'une main tient les doigts, et de l'autre étend et écarte le pouce, pour faire saillir les tendons. L'opérateur cherche la pointe du radius. Sur le vivant, il a fait exécuter des mouvements volontaires et marqué le trajet des tendons; il a aussi fait saillir la veine céphalique du pouce afin de passer à côté.

Entre les tendons, à égale distance des tendons et parallèlement aux tendons (a), à partir de la pointe du radius jusqu'à 0^m03 plus bas, coupez la peau, seulement la peau, afin d'épargner la veine céphalique du pouce. Mobilisez ce vaisseau et faites-le rejeter sur le côté, *ad libit.* — Coupez l'aponévrose comme la peau, entre les tendons, etc. — Avec le bec de la sonde qui déchire les feuillets fibreux, cherchez *profondément*, dans la *partie inférieure* de la plaie (b) : l'artère y passe avec ses veines, se portant *obliquement* en arrière et en bas.

(a) Il faut à tout prix éviter d'ouvrir les très-longues gaînes de ces tendons.

(b) A ce niveau on opère sur la face dorsale du trapèze sans crainte d'ouvrir l'articulation du poignet.

B. A L'AVANT-BRAS, l'artère radiale, née profondément, descend appliquée devant le muscle rond pronateur par une aponévrose que recouvre le muscle long supinateur (muscle satellite) recouvert lui-même par l'aponévrose superficielle. Plus bas, l'artère devient sous-aponévrotique, presque sous-cutanée, entre les tendons du long supinateur et du grand palmaire. La branche antérieure du nerf radial est en dehors du vaisseau (voy. fig. 22). Le trajet de l'artère radiale répond à la *gouttière antibrachiale*, formée par les muscles épitrochléens et épicondyliens.

L'opérateur marque d'abord sa *ligne d'opération :* du milieu du pli du coude, en dedans du tendon du biceps, à la gouttière du pouls ; le long de la gouttière antibrachiale sentie avec les doigts (fig. 18). Il fait saillir

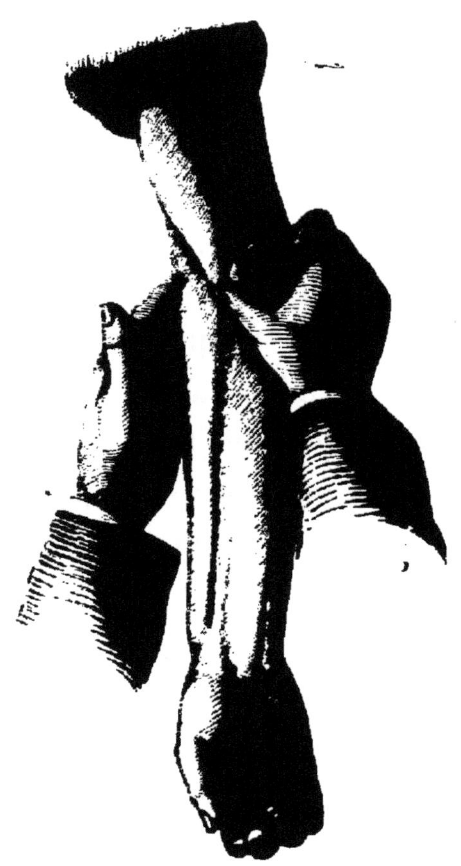

Fig. 18. — **Détermination du milieu du pli du coude.** — Le chirurgien regarde le membre en face. L'indicateur gauche est sur l'épicondyle et refoule les muscles dont la saillie ne compte pas. La main droite a l'index sur l'épitrochlée et le pouce au milieu du pli du coude sur le côté interne du tendon bicipital. La ligne de la radiale est tracée dans la gouttière antibrachiale.

les veines pour éviter les très-grosses, et se place en dehors pour opérer. Le membre est couché en supination et fixé par un aide.

§ 1. Au tiers inférieur. — Sur la ligne indiquée, dans la gouttière du pouls, à un centimètre en dehors du tendon grand palmaire, et parallèlement à ce tendon, sur l'artère que vous sentez battre, incisez la pe** avec légèreté dans l'étendue de 0ᵐ03 (a). Faites écarte**** s lèvres de la plaie ; regardez et touchez l'artère à travers l'aponévrose. Pincez cette aponévrose et coupez-la (fig. 19) ou déchirez-la directement sur l'artère ; isolez (fig. 20) et chargez, *ad libit.* (b).

(a) L'incision peut aboutir au niveau de l'extrémité inférieure du radius, mais ne doit pas descendre davantage. L'artère radiale se déviant en arrière, ne peut être cherchée, comme la cubitale, à la partie antérieure du carpe.

(b) Quand on lie la radiale immédiatement au-dessus du poignet, on ne peut rencontrer le nerf satellite déjà porté derrière l'avant-bras ; quand on lie plus haut on ne le rencontre généralement pas non plus, car on ne le cherche pas : il est à plusieurs millimètres en dehors des vaisseaux.

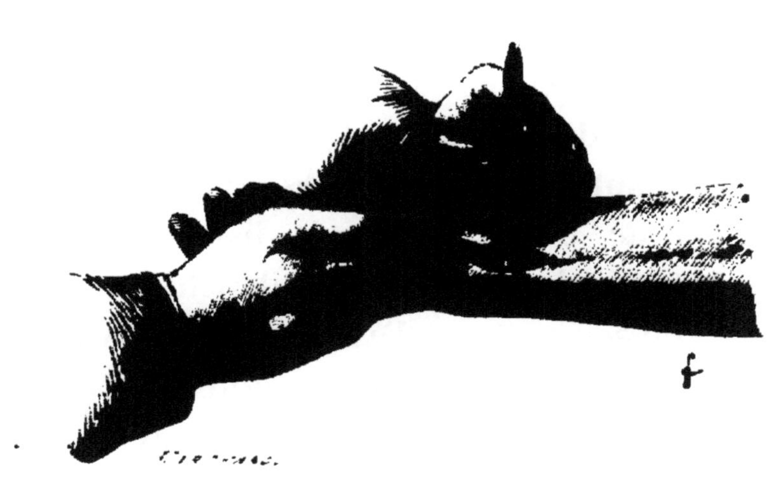

Fɪɢ. 19. — **Ligature de l'a. radiale,** (*au-dessus du poignet*). L'aponévrose est soulevée avec la pince. Le bistouri va inciser le pli transversal ainsi formé, juste sur l'artère. La dénudation sera faite ensuite méthodiquement, bien qu'en pratique cela soit peu utile, vu le petit volume du vaisseau.

Comme toutes les artères superficielles, la radiale doit être dénudée avec soin, à l'amphithéâtre. Cela donne à la main de l'habitude et de la légèreté.

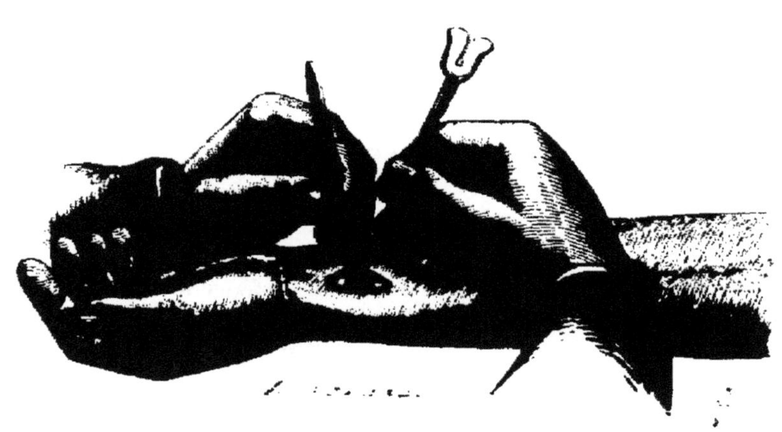

Fig. 20. — **Ligature de la radiale** (au-dessus du poignet , 2° temps de la dénudation.

§ 2. Au tiers supérieur. — La main gauche fixe la peau, et son index enfoncé dans la gouttière marque le point de départ de l'incision (fig. 21). Sur la ligne indiquée, évitant les grosses veines, faites à la peau une incision de 0ᵐ06. Coupez le tissu cellulaire et tâtez de nouveau la gouttière antibrachiale souvent blanche et graisseuse. *Sur* sa lèvre externe, incisez l'aponévrose ; reconnaissez le bord interne du m. *long supinateur* ainsi mis à nu ; faites-le rejeter ou attirez-le vous-même légèrement en dehors (a). — Cherchez à voir ou à sentir l'artère à travers l'aponévrose profonde qui l'applique devant le rond pronateur et le grand palmaire. Déchirez ou coupez cette *seconde* aponévrose. Sachez que le petit nerf radial antérieur est en dehors de l'artère ;

mais ne le cherchez pas. Isolez et chargez de dehors en dedans.

(a) Chez les sujets peu musclés, on a à peine besoin d'écarter le muscle ; on ouvrira cependant sa gaine et on le reconnaîtra afin de ne pas dévier du bon chemin.

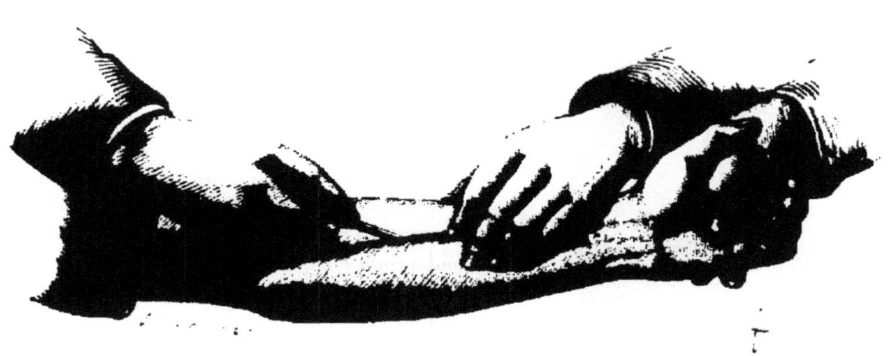

Fig. 21. — **Ligature de l'a. radiale** (au-dessous du milieu de l'avant-bras). — La
main gauche fixe la peau, l'index s'enfonçant dans la gouttière où chemine le vaisseau. La droite appuyée sur le bras malade par les derniers doigts tient le bistouri
comme un couteau et incise.

ARTICLE II

LIGATURES DE L'ARTÈRE CUBITALE

L'artère cubitale, née à $0^m,02$ au-dessous du milieu du pli du coude, se porte d'abord en dedans, sous les muscles épitrochléens et le nerf médian, pour atteindre le côté externe du nerf cubital (fig. 22, 4), devenir longitudinale, et répondre avec ce nerf dans les deux tiers inférieurs de l'avant-bras, à l'interstice du *muscle cubital antérieur* (muscle satellite) et du faisceau superficiel du fléchisseur sublime. Elle n'est pas accessible dans les trois premiers travers de doigt de l'avant-bras, à moins qu'on ne coupe presque en travers tous les muscles épitrochléens, sauf le cubital, risquant aussi la section du nerf médian. Au-dessous de ces trois doigts, qu'il faut toujours respecter, on peut atteindre

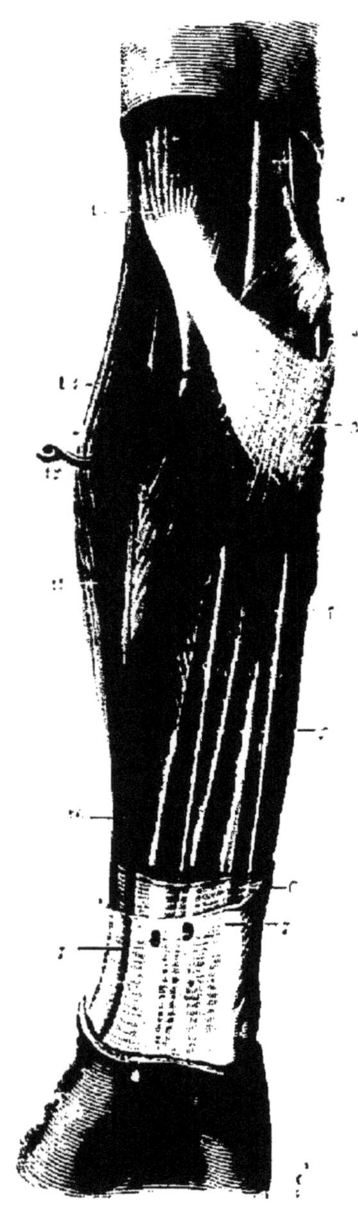

Fig. 22. — **Trajet et rapports des artères de l'avant-bras.** — 1, n. médian et a. *humérale* sur le m. brachial antérieur; 2,2, n. cubital; 3, expansion du biceps recouvrant les muscles épitrochléens cubital ant., fléchis. sub., petit palmaire, grand palmaire coupés, rond pronateur intact; 4, *a. cubitale* s'approchant du nerf cubital; 5, n. médian; 6, aponévrose profonde appliquant l'artère cubitale, les nerfs cubital et médian, les tendons coupés du fléchisseur subl. sur le m. fléchisseur profond; 7, tendon coupé du cubital ant. et aponévrose superficielle; 7', la même qui recouvre seule l'artère radiale; 8, grand palmaire; 9, petit palmaire; 10, *a. radiale* reposant sur le fléchisseur propre du pouce; 11, branche antérieure du nerf radial; 12, long supinateur écarté; 13, nerf radial, sa branche post. traversant le court supinateur; 14, biceps.

l'artère par l'interstice indiqué, mais d'autant plus difficilement qu'on opère plus haut.

Dans tout leur trajet, les vaisseaux et nerfs cubitaux reposent sur le fléchisseur commun profond, devant lequel ils sont collés par une aponévrose imperceptible près du coude, mais très-résistante au voisinage du poignet (fig. 22, 6). Dans la moitié inférieure de l'avant-bras, le tendon du cubital (fig. 22, 7) empiète sur l'artère, et *à fortiori* sur le nerf placé en dedans ; il est éloigné des autres tendons et facile à trouver. Mais à la partie supérieure, l'interstice que l'on doit ouvrir s'efface de plus en plus à mesure qu'on s'approche de l'épitrochlée. On doit, pour le trouver, se rappeler la grande largeur du muscle cubital antérieur (0^m,03 environ); et pour l'ouvrir, savoir qu'on y trouve une cloison intermusculaire aponévrotique, confondue par sa face interne avec les fibres du muscle cubital qui s'y attachent, simplement juxtaposée au contraire par sa face externe au muscle fléchisseur sublime qui ne s'y insère que tout à fait en haut de l'avant-bras. Cependant, comme ces dernières insertions peuvent se prolonger plus bas, on ne doit pas, pour écarter le muscle fléchisseur, porter d'abord la sonde dans la partie supérieure de la plaie, de peur d'entrer dans le muscle en suivant l'obliquité de ses fibres, mais bien dans la partie inférieure, afin de décoller les insertions possibles, en agissant de bas en haut.

Pour ouvrir l'interstice, on se rappellera encore que le muscle cubital recouvre un peu le fléchisseur, et que, par conséquent, il faut introduire obliquement la sonde pour aller chercher celui-ci sous celui-là, afin de le rejeter en dehors.

Pour être en mesure de trouver l'artère cubitale dans tous les points où elle est accessible, il suffit de s'exercer à la lier 1° au-dessus et près du poignet ; 2° au-dessus du milieu de l'avant-bras.

Dans les deux cas, l'avant-bras, en supination, est écarté du tronc et repose dans les mains d'un aide. L'opérateur se place *en dedans* et trace la *ligne d'opération :* de l'épitrochlée au côté externe de l'os pisiforme, sur le bord externe du tendon cubital antérieur facile à sentir dans la moitié inférieure de l'avant-bras (V. fig. 23).

§ 1. Au-dessus du poignet (a).— Sur la ligne indiquée, immédiatement en dehors du relief du tendon cubital antérieur, là où bat quelquefois l'artère (b), faites à la peau une incision de 0^m05. Coupez l'aponévrose superficielle très-près du bord externe du *tendon cubital* ou même sur ce tendon. Faites fléchir la main pour le relâcher ; écartez-le en dedans et, à la place qu'il occupait, cherchez à sentir l'artère à travers l'aponévrose profonde que vous inciserez sur la sonde cannelée. Le nerf est en dedans des vaisseaux. Dénudez et chargez de dedans en dehors.

(a) En manœuvrant comme il va être dit, on peut lier à une hauteur variable et jusque dans l'éminence hypothénar, en dehors du pisiforme. L'artère, facilement accessible jusqu'à 0^m03 au-dessous de cet os, repose sur le très-fort ligament annulaire du carpe avec le nerf cubital à son côté interne ; le muscle palmaire cutané les recouvre.

(b) On peut sentir les battements de l'artère et même les voir en renversant la main en arrière si le malade est maigre. Mais, quand on sent le vaisseau, on sent encore mieux le tendon, et c'est celui-ci qu'il faut d'abord chercher.

§ 2. — Au-dessus du milieu de l'avant-bras. — L'opérateur se place en dedans, assis ou accroupi (a).

Sur la ligne indiquée, à trois doigts au-dessous de l'épitrochlée, commencez ou terminez (suivant le côté) une incision de 0^m,07 qui n'intéresse que la peau. Coupez soigneusement le tissu cellulaire afin de bien voir l'aponévrose. — Avec l'indicateur gauche, abaissez la lèvre postérieure de la peau pour explorer la surface aponévrotique du muscle cubital antérieur ; reconnaissez ses faisceaux blancs obliques. Puis ramenant en avant et l'œil et le doigt, arrêtez-vous sur le *premier interstice* jaunâtre bien visible et bien dépressible dans l'angle inférieur de la plaie : regardez et touchez. — Près de cet interstice, mais en avant et en dehors, incisez l'aponévrose *sur* le muscle fléchisseur sublime : ce muscle fait aussitôt hernie. Avec le doigt et la sonde, ouvrez délicatement l'interstice dans toute la longueur de la plaie et de bas en haut ; au fond est le *nerf cubital*, reconnaissez-le. — Retenez vous-même, en dedans, le muscle cubital antérieur avec le doigt, et donnez le muscle fléchisseur à un aide qui l'écarte et *le soulève*, fléchissant la main pour le rélâcher. Sous ce muscle, en dehors du nerf, cherchez l'artère ; de préférence dans la partie inférieure de la plaie (b). Dénudez et passez le fil avec une aiguille courbe, de dedans en dehors.

(a) Pour trouver l'artère à ce niveau, il ne suffit pas d'écarter les muscles ; il faut soulever le fléchisseur sublime et se baisser pour regarder dessous. Tout opérateur qui se met en dehors du membre ou qui, placé en dedans, oublie de se baisser, s'expose à manquer l'artère. Il la cherche dans le fléchisseur profond ou plus en dedans, entre ce muscle et le cubital antérieur, vers la crête de l'os. Si l'on tient à rester debout, il faut porter l'avant-bras dans la supination forcée.

(b) On trouve toujours là un vaisseau artériel avec deux veines. Mais ces vaisseaux normaux sont très-petits et se perdent bientôt lorsque l'artère cubitale est sous-cutanée, anomalie qui ne saurait passer inaperçue sur le vivant, car on ne fait jamais d'incision sur un avant-bras sans passer la main dessus, autant pour s'assurer qu'il n'y a pas d'artère sous la peau que pour faire saillir les grosses veines afin de les épargner.

ARTICLE III

LIGATURES DE L'ARTÈRE BRACHIALE ET DE L'ARTÈRE AXILLAIRE
(dans l'aisselle)

La ligne d'opération, le procédé, les points de ralliement étant les mêmes pour les deux artères, j'ai cru devoir réunir ces ligatures dans un même article. Je me suis assuré d'ailleurs que dans l'opération désignée sous le nom de ligature de l'artère axillaire dans l'aisselle, c'est presque toujours sur l'origine de la brachiale que l'on pose le fil.

Quand l'artère axillaire sortant des racines du nerf médian devient accessible, voici quels sont ses rapports en avant : le nerf médian la recouvre ; et le muscle coraco-huméral, perforé par le nerf musculo-cutané, recouvre le nerf médian. Plus bas, devenue brachiale, ses rapports ne changent pas ; seulement, le biceps remplace le muscle coraco-huméral et le nerf médian toujours en avant (sauf anomalie', se porte peu à peu en dedans des vaisseaux, devant le brachial antérieur. Les autres éléments du faisceau vasculo-nerveux, très-rapprochés de l'artère dans l'aisselle, se dispersent bientôt et cessent de gêner l'opérateur.

Pour atteindre l'artère dans le creux axillaire, on a la peau et l'aponévrose à couper, des veines à éviter, des nerfs à écarter. Dans l'aponévrose est la veine basilique, remontant plus ou moins haut avant de se jeter dans la veine axillaire, qui est plus profonde et munie d'un canal collatéral. Pour arriver sur l'artère par le chemin le plus court, mais le moins sûr et le plus périlleux, on rencontrerait une veine, puis le nerf brachial cutané interne, puis les autres nerfs et veines que l'on rejetterait les uns en arrière, les autres en avant.

Dans les cas fréquents de bifurcation anticipée de l'artère humérale, il y a une artère superficielle dans l'aponévrose et une autre placée au lieu normal, qui, je crois, ne manque jamais. C'est évidemment celle-ci et seulement celle-ci qu'il faut lier sur le cadavre, où l'on ne peut deviner l'existence de la branche sous-cutanée.

Le malade sera couché sur le dos, *au bord* du lit, le bras écarté à angle droit, l'avant-bras étendu en demi-supination soutenu par les mains d'un aide.

Le chirurgien se place en dedans, entre le bras et la poitrine.

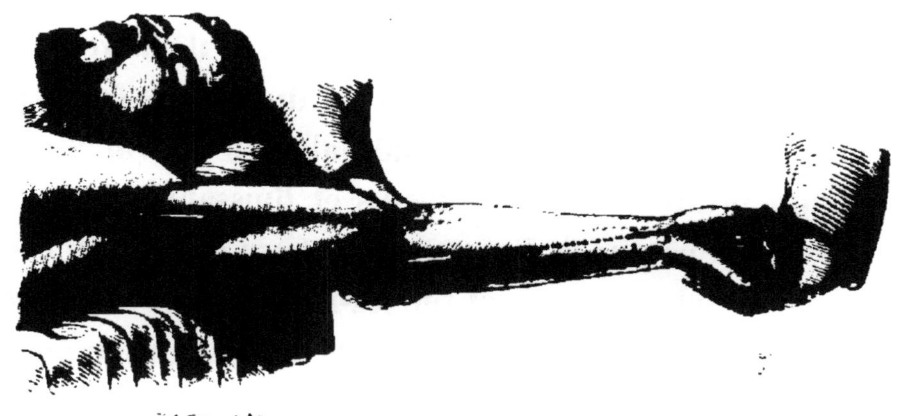

Fig. 23. — **Ligature des art. brachiale et cubitale.** — Le membre, fortement écarté du corps, repose horizontalement dans les mains d'un aide. Le chirurgien placé en dedans a tracé : soit la ligne de la brachiale qui longe le biceps, soit la ligne de la cubitale qui part de l'épitrochlée pour aboutir en dehors du pisiforme P. C'est au niveau des lignes noires pleines qu'on fait d'habitude les incisions.

Pour tracer la *ligne d'opération*, enfoncez le doigt dans la partie culminante de l'aisselle, *immédiatement* derrière le muscle grand pectoral. De ce point, au milieu du pli du coude déterminé avec soin (voy. pl. haut), tracez une ligne droite. Assurez-vous qu'elle longe le bord interne du coraco-huméral et du biceps, bord que vous pouvez sentir ou pincer entre les doigts et dont vous voyez le relief (fig. 23). — Vous chercherez encore : 1° en comprimant la veine axillaire, à voir et à sentir la veine basilique devant laquelle il faut inciser; 2° en promenant la main sur le bras, à sentir les battements artériels et la corde que forme le nerf médian sur les sujets maigres.

§ 1. — Au pli du coude. — Après avoir tracé la ligne d'opération et fait saillir la veine basilique, fléchissez encore une fois l'avant-bras pour bien marquer le pli du coude.

En dedans du tendon du biceps, près de la veine médiane basilique, au milieu du pli du coude, faites prudemment une incision longitudinale de $0^m,06$ (maximum) commençant à $0^m,03$ au-dessus et finissant à $0^m,03$ au-dessous de ce pli (a). En coupant le tissu cellulaire, évitez de pourfendre la veine et rejetez-la en dedans. — Reconnaissez les fibres obliques et fortes de l'expansion aponévrotique du biceps; dessous, passez la sonde de haut en bas. Assurez-vous avec le doigt que la toile fibreuse est seule soulevée et coupez-la, tenant ferme la sonde et le bistouri qui pourrait dérailler (b). — L'extension de l'avant-bras est un peu diminuée et le doigt sent, dans l'axe de la plaie, l'artère collée avec ses veines devant le muscle brachial antérieur, par une très-mince aponévrose. On peut généralement apercevoir ces vaisseaux (c). La dénudation et le passage du fil sont faciles, malgré la mobilité du faisceau artério-veineux.

(a) L'artère se bifurquant à 0,02 au-dessous du pli du coude, c'est sur son extrémité inférieure que va porter la ligature. Ce procédé permet de lier l'une ou l'autre des artères antibrachiales à leur origine, en sacrifiant des veines anastomotiques.

(b) Le bistouri a de la tendance à filer dans l'intervalle des fibres qui sont obliques et croisent l'incision à angle aigu.

(c) Il ne faut pas chercher le nerf médian caché en dedans sous le muscle rond pronateur, mais si on tombe dessus (sujets très-peu musclés) il faut se porter en dehors où passe l'artère. Dans la partie supérieure de la plaie, le nerf est encore assez près des vaisseaux pour qu'on s'en serve comme point de ralliement, surtout lorsque, sur un sujet gras, on a dû faire une longue incision.

§ 2. — Au milieu du bras. — Dans la direction indiquée, *sur* le bord interne du muscle biceps, coupez la peau (0ᵐ,06), puis le tissu cellulaire et l'aponévrose, avec précaution. Suivez le travail du bistouri de l'œil et du doigt, pour éviter la veine basilique et sentir la branche artérielle superficielle, en cas de bifurcation anticipée. — Arrivé sur *le biceps* (a), isolez bien son bord interne. Donnez-le délicatement (b) à un aide qui l'écarte très-légèrement en dehors, fléchissant un peu l'avant-bras s'il est besoin. — A la place qu'occupait le bord du muscle, touchez et regardez le *nerf médian*. Mobilisez-le d'un coup de sonde, et quand il sera écarté, en dehors si vous opérez très-haut, en dedans si vous opérez plus bas, l'artère appliquée avec ses veines sur le m. brachial antérieur pourra être reconnue, dénudée et liée facilement (c).

(a) Il faut chercher le bord interne du biceps sous lequel est l'artère (excepté chez les sujets très-peu musclés) et, par conséquent, inciser l'aponévrose sur le muscle, ouvrir sa gaine dont le feuillet postérieur est trop mince pour masquer les nerfs et vaisseaux placés dessous. En incisant en dedans du biceps et n'ouvrant pas sa gaine, on s'expose : 1° à blesser la veine basilique ; 2° à lier une branche anormale de l'artère ; 3° et même, pénétrant dans l'épaisseur de la cloison intermusculaire interne, à découvrir le nerf cubital accompagné d'une artériole et de veinules dont l'une est quelquefois assez grosse pour en imposer.

(b) Afin de ne pas faire écarter avec ce muscle le paquet vasculo-nerveux qui est dessous et qui se déplace facilement surtout après la flexion de l'avant-bras.

(c) Si l'on opère très-près de l'aisselle, le premier repère est le coraco-huméral ; on se comporte avec lui comme plus bas avec le biceps. Cela ne change rien à l'opération.

§ 3. — Ligature de l'axillaire dans l'aisselle. — Le malade est couché sur le dos, au bord du lit, le bras très-écarté du corps. L'avant-bras, en position moyenne (a) et légèrement fléchi, est soutenu horizontalement par un aide.

A gauche, l'opérateur se tient en dedans, près du flanc, assis ou à moitié accroupi (b). A droite, en se plaçant de même, il serait gêné par le tronc, à moins qu'il ne soit ambidextre ou gaucher ; il se placera donc plutôt vers le cou, opérera debout, par-dessus l'épaule, en baissant la tête pour voir dans l'aisselle et inciser en bon lieu.

La description suivante se rapporte spécialement au côté gauche :

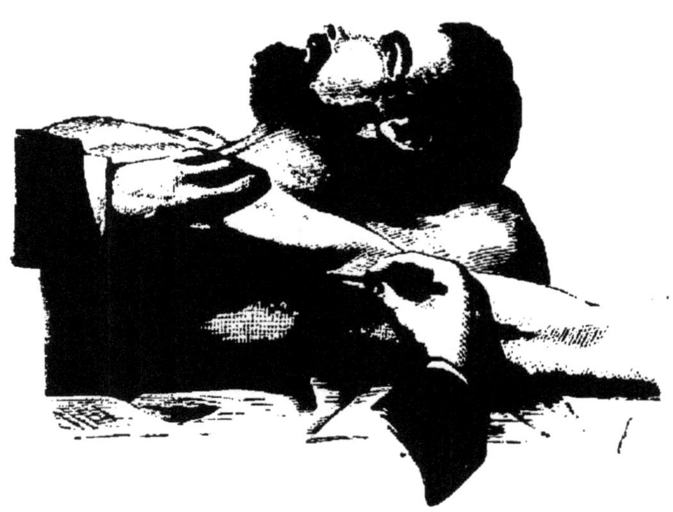

Fig. 24. — **Ligature de l'a. axillaire** (dans l'aisselle). — Le membre est très-écarté du corps, non tordu. L'indicateur gauche cherche et fixe le sommet du creux de l'aisselle, immédiatement derrière le grand pectoral où commence l'incision. Le bistouri se meut dans un plan horizontal.

A partir du sommet de l'aisselle que fixe et enfonce l'indicateur gauche (fig. 24), *immédiatement* derrière la paroi antérieure, faites le long du bord interne et postérieur du muscle coraco-brachial une incision de 0m,08 en tenant le bistouri *horizontal*. Coupez de même avec précaution le tissu cellulaire sous la lèvre antérieure de la peau. Touchez entre le pouce et l'index le muscle *coraco-huméral*. — Incisez l'aponévrose *sur* le bord postérieur de ce muscle ; reconnaissez-le bien (1er point de repère). Isolez-le d'un coup de sonde cannelée, relâchez-le en diminuant un peu l'abduction du bras et confiez-le à un aide qui le soulève en avant. — Avec un doigt de la main gauche (c) enfoncé dans la plaie, refoulez tout le paquet vasculo-nerveux en arrière. Retirez un peu votre doigt : un premier gros cordon s'échappe en avant (c'est-à-dire en haut, le malade étant couché), il est libre, ne perfore pas le muscle ; c'est le 2e point de repère, le *nerf médian*. Isolez-le d'un coup de sonde et donnez-le à l'aide qui déjà soulève le muscle avec un crochet. — Le deuxième *gros* cordon, découvert par l'écartement du premier, est l'artère ; on la voit et on la sent ; elle est assez profonde. Dénudez (d) et chargez d'arrière en avant, le doigt gauche abaissant toujours la lèvre postérieure de la plaie et le reste du paquet vasculo-nerveux (e).

Si vous voulez être sûr de lier l'axillaire au-dessus des artères circonflexes et non la brachiale, cherchez l'artère dans la partie supérieure de la plaie (f).

(a) Cela est important, car la supination forcée tord le bras, détruit les rapports indiqués et rend visible le nerf perforateur qui doit passer inaperçu.

(b) C'est afin de faire agir son bistouri dans un plan horizontal pour atteindre le muscle coraco-huméral (1er repère) et ne pas se porter trop en arrière, faute très-commune.

(c) Si le chirurgien est placé près du flanc il se sert généralement de l'index, mais si pour le côté droit il opère par-dessus l'épaule, il ne peut se servir que du pouce (voy. fig. 25).

(d) Si l'on avait trop retiré le doigt qui enfoncé dans la plaie abaisse la lèvre postérieure et les nerfs et veines, le petit nerf brachial cutané pourrait se présenter, mais il est tout petit. Une veine peut, dans les mêmes circonstances, en faire autant ; il suffit de la pincer entre deux doigts pour reconnaître que ce n'est pas l'artère. Une bifurcation anticipée de l'artère peut seule embarrasser.

(e) Cette artère est en général facile à isoler, ses collatérales faciles à voir, car elle est naturellement séparée de sa veine ; c'est pourquoi la sonde suffit généralement. S'il en était autrement, le chirurgien, ayant besoin de sa main gauche, placerait un rétracteur sur les veines et les nerfs situés derrière l'artère et le confierait à un aide.

(f) Il n'est pas rare de rencontrer un petit muscle surnuméraire tendu à travers l'aisselle et qu'il faut couper.

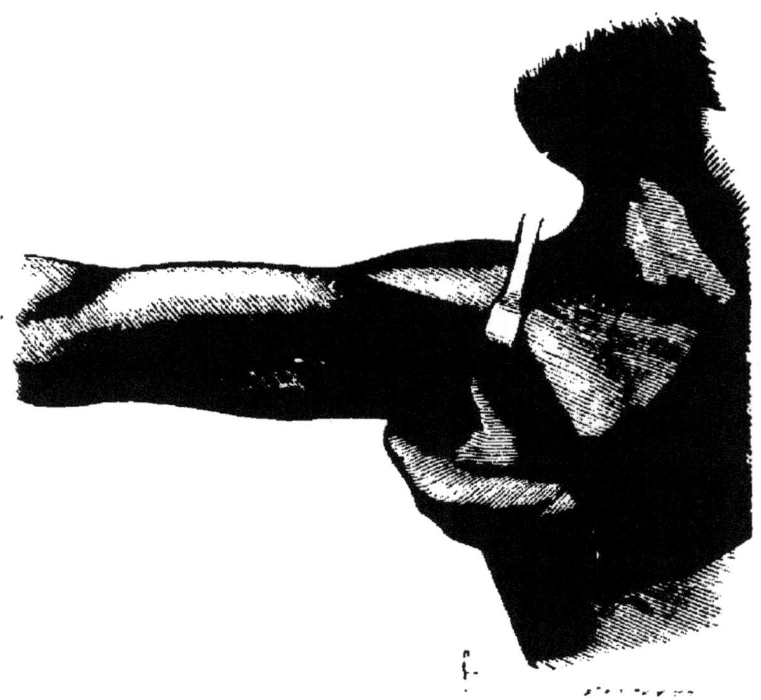

Fig. 25. — **Ligature de l'a. axillaire** (*dans l'aisselle*). — L'incision étant faite, le muscle coraco-huméral est reconnu, puis le premier cordon (n. médian) : tous deux sont écartés en avant par le rétracteur ; le pouce de la main gauche abaisse en arrière le reste des veines et nerfs avec la lèvre postérieure de la plaie et découvre le second cordon qui est l'artère. Pour le côté gauche, au lieu d'opérer par-dessus l'épaule et de se servir du pouce, le chirurgien se place dans l'aisselle et abaisse la lèvre postérieure de la plaie avec l'indicateur.

ARTICLE IV

LIGATURE DE L'ARTÈRE AXILLAIRE

Sous la clavicule. — L'artère axillaire continue la sous-clavière et naît sous *le milieu* de la clavicule. Elle donne bientôt l'acromio-thoracique qui, de suite, se divise en nombreux rameaux. Le côté externe de l'artère axillaire touche les nerfs du plexus brachial ; son côté interne touche la veine axillaire qui la déborde quand elle est pleine (voy. fig. 26,2°).

Le faisceau vasculo-nerveux est recouvert successivement de haut en bas : par le muscle sous-clavier (*s*) ; par l'aponévrose clavi-pectorale, tellement forte près de l'aponévrose coracoïde (*c*) qu'elle mérite le nom de ligament coraco-claviculaire interne ; par le muscle petit pectoral ; et, plus bas, par la continuation de l'aponévrose clavi-pectorale (*c'*) ou coraco-clavi-axillaire.

C'est dans le triangle sous-claviculaire, entre le bord supérieur du muscle petit pectoral et le sous-clavier, au-dessus de l'acromio-thoracique, qu'il faut lier l'artère.

Le principal écueil à éviter est la *veine céphalique* (*b*) qui, d'abord superficielle, s'insinue de bas en haut, entre le deltoïde (*d*) et le grand pectoral (*a*), puis se porte en dedans, sous ce dernier muscle, s'accolle à la gaine du sous-clavier et après un trajet assez court, pendant lequel elle croise et recouvre l'artère, perfore l'aponévrose clavi-pectorale, pour se jeter dans la veine axillaire.

Pour arriver sur l'artère en ménageant les nombreux rameaux artériels et veineux acromio-thoraciques, le canal veineux formé par la convergence des veines circonflexes, la veine axillaire et la crosse de la céphalique, il faut nécessairement refouler celle-ci en bas et en dedans ; et, pour ce faire, ouvrir et détacher la gaine du sous-clavier à laquelle elle est adhérente.

Une anomalie assez fréquente rend ce refoulement difficile : je veux parler des cas où la jugulaire externe est anastomosée avec la céphalique par un rameau vertical de volume variable, qui

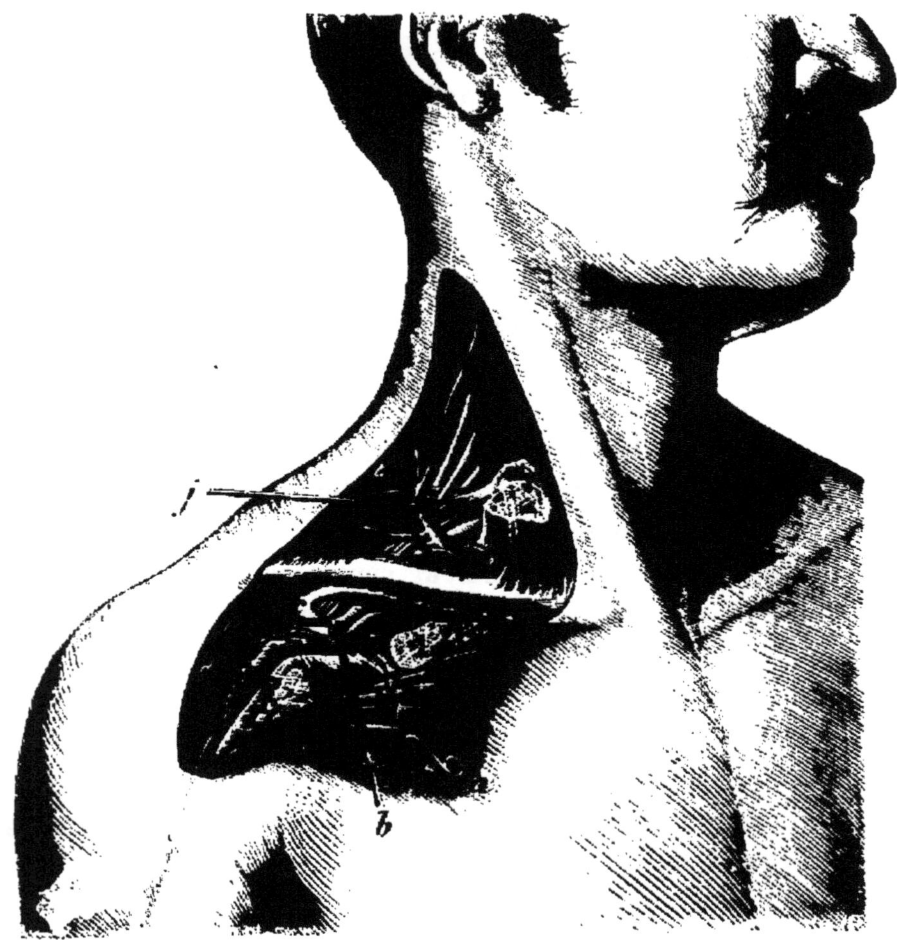

Fig. 26. — **Trajet et rapports de l'artére sous-claviére et axillaire. — 1° a.
sous-claviére** dans la région sus-claviculaire : *m.* muscle cléido-mastoïdien ; *t.* m.
trapèze ; *o. m.* omo-hyoïdien. Le crochet *j* écarte en dehors la veine jugulaire externe qui se jette dans *v* la veine sous-claviére ; **il découvre la sortie de l'artére en
dehors du tendon du muscle scalène ant., au-dessous des nerfs. Deux artérioles hori-
zontales se portent de dedans en dehors, l'une trés-prés de la clavicule, *a.* sus-scapulaire ; l'autre plus haut, au-dessus de la sous-claviére entre les nerfs, la *scapulaire
post.* ou cervicale transverse. — 2° a. axillaire** dans la région sous-claviculaire ;
d, muscle deltoïde ; *a,* crochet abaissant la portion claviculaire du m. grand pectoral
coupée au niveau de ses insertions et découvrant : *c,* apophyse coracoïde où s'attache le m. petit pectoral ; *c',* la partie inférieure conservée de l'aponévrose de ce
muscle ou coraco-clavi-axillaire : *b,* crochet abaissant la crosse de la veine *céphalique* détachée du muscle sous-clavier auquel elle adhérait pour laisser voir l'a tére
qui donne les artérioles acromio-thoraciques.

passe devant la clavicule et peut être reconnu sur le vivant. Dans un cas pareil, il faut couper cette anastomose entre deux ligatures pour mobiliser la céphalique, ou se hasarder à chercher l'artère sous la crosse de cette veine.

Le malade est couché sur le dos, au bord du lit, l'épaule portant à faux. Un aide tient le bras un peu écarté du tronc et refoule l'omoplate en arrière et en haut, pour diminuer la profondeur du creux sous-claviculaire.

L'opérateur se place en dehors du bras; près du flanc pour le côté gauche, près de la tête pour le côté droit.

Après avoir reconnu l'articulation sterno-claviculaire, longé le bord inférieur de la clavicule, senti l'apophyse coracoïde, l'interstice du grand pectoral et du deltoïde, et le cas échéant, constaté les anomalies de la veine céphalique :

A un centimètre au-dessous de la clavicule, *parallèlement* à la clavicule qui est courbe, faites à la peau une incision de 0^{m}08, commençant à deux doigts (0^{m}04) en dehors de l'articulation sterno-claviculaire et finissant près de l'apophyse coracoïde, au bord antérieur du deltoïde quelquefois tangible et visible. Coupez le tissu cellulaire, avec précaution, dans l'angle externe de la plaie où la veine céphalique est plongée. — Les lèvres de la peau s'étant écartées, la clavicule est découverte (a). Coupez immédiatement au-dessous le faisceau claviculaire du grand pectoral : tenez le bistouri droit et ferme; rasez l'os, mais coupez en plusieurs temps. Les fibres se rétractent à mesure et bientôt découvrent largement l'aponévrose clavi-pectorale. Coupez-la sur le sous-clavier, prudemment, le long et très-près de la clavicule, le bistouri étant incliné comme pour raser la face inférieure de l'os et fuir la portion horizontale de la veine céphalique (b). Abaissez alors la lèvre inférieure de l'aponévrose, en la déchirant ou la débridant au besoin dans la partie externe de l'incision où elle est très-forte. — Mettez le doigt gauche au fond de la plaie. Parcourez-la d'un bout à l'autre : la veine placée en dedans est mince et difficile à sentir sur le cadavre ; après, vient l'artère *plate* et *épaisse*, qui est en réalité le *premier cordon sensible* que l'on trouve en allant de dedans en dehors ; enfin et très-près de l'artère, viennent les cordons ronds du plexus brachial ; touchez-les, ne les isolez pas. — Aussitôt que vous savez où est l'artère, portez le doigt dessus, puis en dedans, pour refouler et protéger la veine et ses affluents, pendant que la sonde cannelée déchirera, d'abord la mince paroi postérieure de la gaîne du sous-clavier, ensuite la gaîne celluleuse (fig. 27); et pendant que l'aiguille porte-fil s'engagera en dedans sous l'artère. Lâchant alors la veine, vous irez avec le doigt écarter les nerfs en dehors et recevoir le bec du porte-fil (c).

(a) Bien que le muscle doive être coupé à ras de la clavicule, il faut couper la peau à 0ᵐ,01 au-dessous, car le peaucier entraîne la lèvre supérieure jusqu'au-dessus de l'os. Il est vrai qu'après la section du grand pectoral l'action du muscle cutané est contre-balancée.

(b) Si l'on a pu voir la céphalique après la section du muscle grand pectoral et constater que sa portion horizontale nulle ou très-courte n'est pas adhérente au sous-clavier, on peut essayer de déchirer ou couper l'aponévrose sans ouvrir la gaine de ce muscle. Pour déchirer, il faut n'accrocher que peu de chose à la fois et s'assurer à chaque instant des progrès que l'on fait. Pour couper, il convient d'user de la sonde comme on le fait dans l'opération de la hernie, soulevant et coupant successivement les feuillets de l'aponévrose.

(c) Pour dénuder l'artère on peut faire écarter la veine et user de ses deux mains pour manier les instruments, mais le doigt, sentinelle avancée, voit mieux que l'œil ce qui se passe au fond d'une plaie, et sert de guide aux instruments. De plus, les deux mains s'entendent entre elles ; si la gauche laisse échapper ce qu'elle écarte, la droite avertie a déjà retiré les instruments. Une telle entente ne peut s'établir entre l'opérateur et l'aide armé d'un crochet.

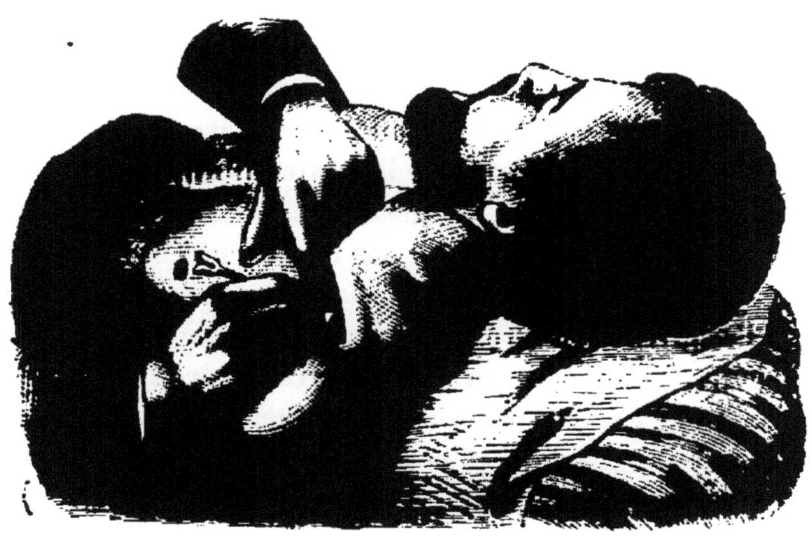

Fig. 27. — **Ligature de l'a. axillaire** (*sous la clavicule*). — Le moignon de l'épaule portant à faux est porté en arrière et en haut. L'indicateur gauche ayant senti l'artère, a refoulé la veine en dedans ; il la maintient et la protège. Le bec de la sonde déchire la gaine de l'artère.

ARTICLE V

LIGATURE DE L'ARTÈRE SOUS-CLAVIÈRE

En dehors des scalènes. — Le procédé qui convient à cette opération permet aussi de lier *entre* les scalènes. Au contraire, pour poser un fil sur l'origine même de l'artère, *en dedans des scalènes*, il faut imiter la ligature du tronc brachio-céphalique.

L'artère sous-clavière naît assez profondément, surtout à gauche, en dedans des muscles scalènes. Ordinairement, elle a fourni toutes ses branches avant de se dégager de l'intervalle de ces muscles. Dans le creux sus-claviculaire, le tronc artériel est accessible et dépourvu de collatérales. C'est donc le lieu d'élection pour placer une ligature sur ce vaisseau. A ce niveau (fig. 26), l'artère repose *sur* la première côte, *immédiatement* en dehors et en arrière du tubercule du bord interne de cet os, auquel descend s'attacher le tendon du muscle scalène antérieur. Les nerfs sortent des scalènes à des hauteurs différentes, mais au-dessus de l'artère, dont ils ne se rapprochent qu'au voisinage de la clavicule. La veine (*v*) passe devant le scalène antérieur, éloignée du vaisseau artériel de toute l'épaisseur de ce muscle, protégée par la clavicule, mais énorme · quand elle est pleine. Elle reçoit la *veine jugulaire externe* (*j*), qui croise l'artère et doit être nécessairement écartée en dedans ou en dehors, de préférence en dehors à cause de ses affluents. Sans cette veine, écueil de l'opération, l'artère serait facilement abordable entre le trapèze (*t*) et le cléido-mastoïdien (*m*) qu'on peut entamer s'il est trop large ; au-dessus de la clavicule et de l'artère sus-scapulaire qui la côtoie et qu'elle protége ; au-dessous du muscle omo-hyoïdien (*o*) et de l'artère cervicale transverse ou scapulaire postérieure interposée aux racines du plexus brachial, trop haut pour être gênante.

Le tubercule du scalène est à trois doigts ($0^m,05$ à $0^m,06$) de l'articulation sterno-claviculaire, l'embouchure de la jugulaire externe à un doigt plus en dehors ($0^m,07$).

Le bord interne du scalène antérieur, caché par le cléido-mastoïdien, est longé par le nerf phrénique, fait qu'il ne faut pas oublier quand on se résout à entamer le bord externe de ce muscle pour lier l'artère *entre* les scalènes.

Le malade est couché sur le dos, le cou tendu, la tête en pleine lumière, la face détournée du côté sain. Un coussin élève la poitrine, mais l'omoplate du côté malade porte à faux pour rester mobile. Un aide, agissant sur le bras collé au tronc, abaisse l'épaule pour diminuer la profondeur du creux sus-claviculaire.

Le chirurgien se place près de la tête pour le côté droit, près du flanc pour le côté gauche.

Il reconnait l'articulation sterno-claviculaire et marque, au-dessus de la clavicule, un point correspondant à l'apophyse coracoïde, suit avec les doigts le bord supérieur de l'os, et tâche de comprimer l'embouchure de la jugulaire externe pour la voir se gonfler (a).

A la base du triangle sus-claviculaire, à un centimètre au-dessus de la clavicule, longeant la clavicule, faites une incision de 0^m07, commençant à deux doigts de l'articulation sterno-claviculaire et finissant au point marqué, au-dessus de l'apophyse coracoïde. Incisez *doucement* le peaucier et l'aponévrose superficielle. Coupez au besoin les fibres les plus externes du cléido-mastoïdien. Les lèvres de la plaie s'écartent et laissent voir la veine jugulaire externe et ses rameaux. Rejetez-la en dehors (exceptionnellement en dedans), et pour ce faire, mobilisez-la en trainant le bistouri le long de son bord interne, que vous faites ensuite accrocher par un large rétracteur mousse.— Essayez de plonger l'index gauche vers la première côte, à travers l'aponévrose omo-claviculaire, les ganglions et la graisse. Aidez-vous, s'il le faut, pour déchirer l'aponévrose, des pinces et de la sonde, agissant immédiatement au-dessus de la clavicule, mais vous gardant bien de porter ces instruments derrière la clavicule, vers la veine sous-clavière. Enfin, cherchez avec le doigt le *tendon* du scalène antérieur, son *tubercule costal*, et immédiatement en dehors, *sur* la côte, touchez et reconnaissez l'artère (b). — Laissant l'artère en place, ramenez le doigt sur le tubercule, saisi entre la pulpe et l'ongle, votre main gauche étant en pronation, le coude écarté du corps (fig. 28). Le long et en dehors de ce doigt (c), glissez la sonde sur le vaisseau, accrochez et déchirez sa gaine

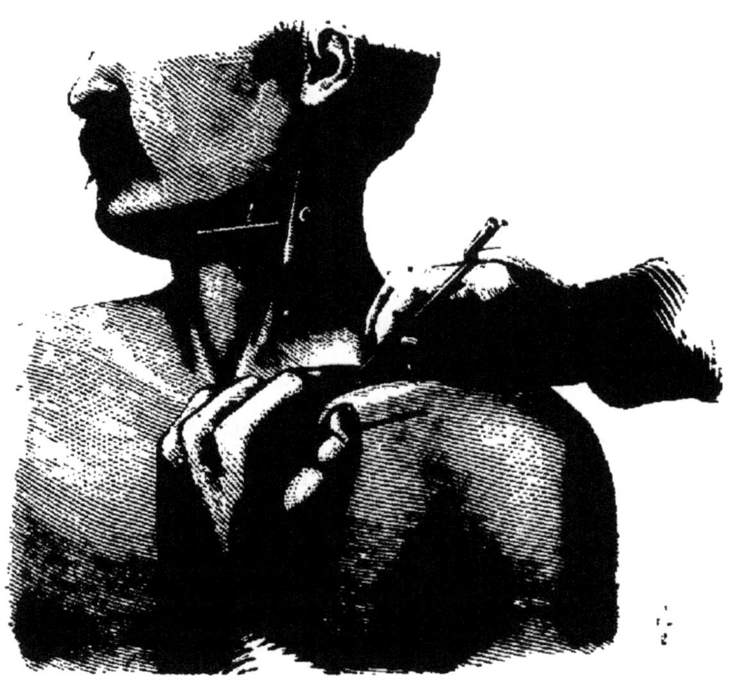

Fig. 28. — **Ligature de l'a. sous-clavière** (*au-dessus de la clavicule*). — L'index gauche introduit dans l'angle interne de la plaie, est sur le tubercule du m. scalène antérieur, refoulant en bas la veine axillaire; il a senti l'artère dont la main droite déchire la gaine avec le bec de la sonde cannelée. Les nerfs passent dans l'angle externe de la plaie. La veine jugulaire externe devrait être représentée écartée en dehors. — *c* incision pour lier la carotide primitive, — *c'* pour les carotides externe ou interne, — *l* pour la linguale.

celluleuse dans le champ de la côte pour ne pas percer la plèvre. Avec le doigt resté en faction sur le tubercule, assurez-vous de temps en temps des progrès de la dénudation en touchant l'artère. — Lorsque celle-ci se laisse bien sentir et facilement déplacer, apprêtez-vous à la charger : du bout du doigt attirez-la en dedans vers le tubercule. Glissez le chas du porte-fil courbe en dehors jusque sur la côte où vous l'appuierez; lâchez alors l'artère qui, reprenant sa place, se chargera d'elle-même. Poussez-la un peu, s'il le faut, pour que le bec de l'instrument se dégage facilement et sans danger, coiffé de la pulpe du doigt.

(a) La veine jugulaire externe est toujours un grand embarras (Ph. Bérard, *Dictionnaire en 30 volumes*, t. IV, p. 504 et suiv.); on peut la couper entre deux ligatures, mais on doit s'efforcer d'éviter cette extrémité. C'est pour cela qu'il faut d'avance s'assurer de la position du vaisseau et déterminer, s'il est possible, dans quel sens on devra le rejeter afin de faire l'incision en conséquence, un peu plus en dedans si l'on écarte la veine en dehors et *vice versâ*.

(b) On peut dire que le tendon ou bord externe du scalène antérieur, tendu et comme tranchant, est toujours facile à trouver. Le tubercule est quelquefois très-petit, presque insensible, et d'autre part il y a quelquefois en dehors et en arrière de l'artère, à l'insertion du scalène postérieur, une saillie assez marquée pour donner le change. Quand on a trouvé un tubercule il faut explorer les environs, le tendon, l'intervalle dépressible des scalènes, etc., et ne pas s'arrêter sur la première *dureté* qu'on sent.

(c) L'indicateur ne doit pas quitter le tubercule, point de repère; sa présence dans l'angle interne de la plaie abaisse et protége la veine sous-clavière.

ARTICLE VI

LIGATURES DES ARTÈRES CAROTIDES

§ 1. **Carotide primitive.** — Cette artère peut être liée sur tous les points de son parcours, mais avec des chances de succès différentes; le lieu d'élection est au niveau du cartilage thyroïde, au-dessus du muscle omo hyoïdien, à quelques centimètres de la bifurcation. On trouvera

plus loin le procédé qui convient à la ligature de l'extrémité inférieure de la carotide (Voy. ligature du tronc
brachio-céphalique).

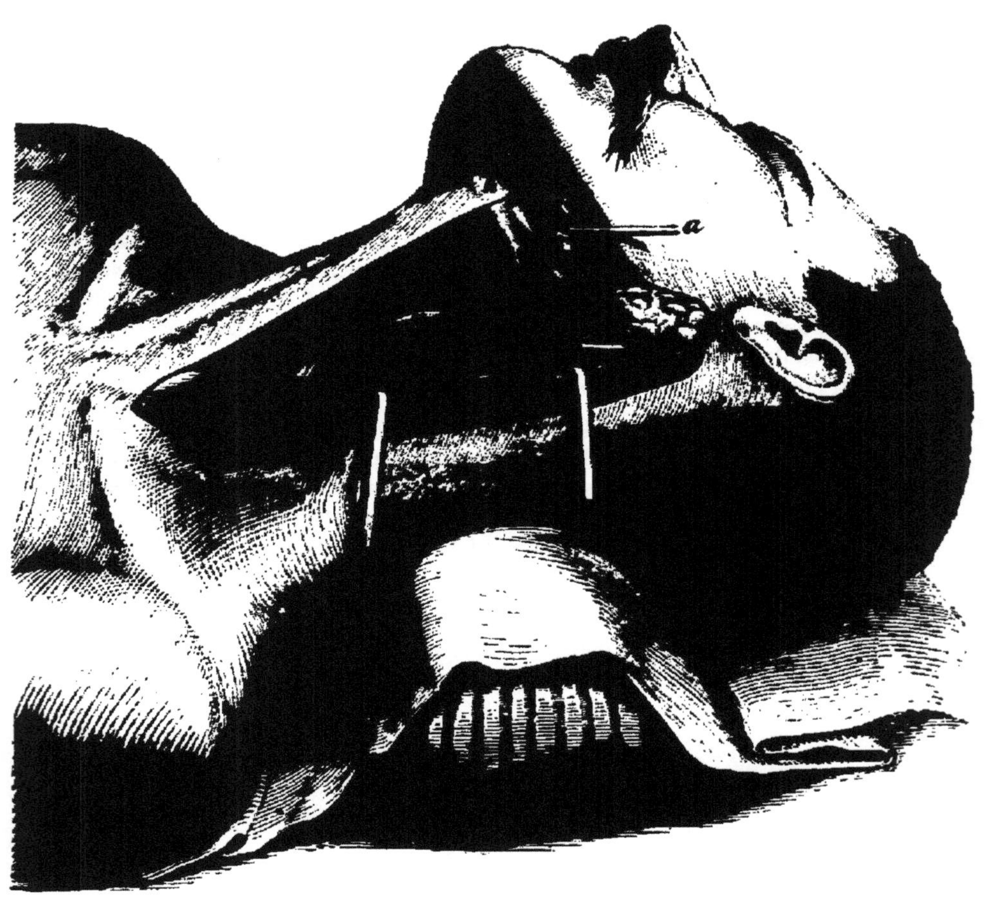

Fig. 29. — **Rapports des artères carotides.** etc. (*le sujet étant couché comme pour en faire la ligature*). — Deux crochets écartent le muscle sterno-mastoïdien et la veine jugulaire externe qui y est accolée, pour montrer *v* la v. jugulaire interne et le confluent des v. faciale, linguale, pharyngienne, etc. : *c carotide primitive* sous *t* le corps thyroïde ; *v'* la veine paraissant entre les chefs du m. sterno-mastoïdien ; *p*, parotide ; *h*, os hyoïde. Sous la parotide sortent les deux muscles digastrique et stylo-hyoïdien ; plus profondément, le nerf grand hypoglosse croisant les *a.* carotides dont *l'externe* antérieure donne la *thyroïdienne*, la *linguale* et la *faciale* : *a.* crochet soulevant la gl. sous maxillaire pour découvrir les parties sous-jacentes voyez la fig. 30.

La carotide primitive est couchée devant les apophyses transverses cervicales, en dedans de leurs tubercules antérieurs. Celui de la sixième est tellement saillant, surtout relativement à l'apophyse de la septième vertèbre effacée par le passage de l'artère vertébrale, qu'il constitue un point de repère sûr et facile à découvrir (tubercule carotidien de M. Chassaignac). Il est situé à 0^m,06 au-dessus de la clavicule.

La *veine jugulaire interne*, adhérente au côté externe de l'artère, la déborde en avant quand elle est pleine, surtout dans la partie inférieure du cou. Des troncs veineux variables en nombre et en volume, croisent l'artère pour se jeter dans la jugulaire : le plus important reçoit les veines faciale, linguale, pharyngienne, etc., et croise la carotide ordinairement près de sa bifurcation (fig. 29, *v*).

De nombreux ganglions entourent les vaisseaux et les recouvrent quand ils sont tuméfiés ; on trouve encore devant l'artère les filets de la branche descendante du nerf hypoglosse. Derrière la carotide descendent le *nerf pneumo-gastrique* adhérent à sa gaine et le *grand sympathique.*

Tous ces cordons sont croisés par le petit muscle omo-hyoïdien, recouverts par son aponévrose, recouverts aussi par le bord antérieur du muscle sterno-cléido-mastoïdien. Tout à fait en bas, les vaisseaux répondent même à l'intervalle des chefs de ce muscle (*v'*).

Le malade sera couché sur le dos, le cou étendu et légèrement soulevé par un coussin ; la tête primitivement tournée du côté opposé, puis ramenée dans la rectitude.

Le chirurgien explore la région, palpe la gouttière qui sépare le sterno-mastoïdien du larynx, fait saillir les veines sous-cutanées si souvent anormales, reconnaît la situation du cartilage thyroïde, de l'os hyoïde, etc.

Sur une ligne dirigée de l'articulation sterno-clavicu-laire au creux parotidien, sur le bord tangible et visible du muscle sterno-mastoïdien, faites à la peau une incision de 0^m07 (quatre doigts) à partir et au-dessous de la grande corne de l'os hyoïde (a). Incisez le peaucier et l'aponé-vrose sur le *bord antérieur du muscle* (1er repère). Isolez ce bord en le détachant laborieusement de sa gaîne avec le bec de la sonde pour le rejeter en dehors. — Ramenez la tête dans la rectitude, portez l'indicateur gauche dans la plaie et à travers l'aponévrose profonde, cherchez les apophyses transverses, leurs *tubercules anté-rieurs* et spécialement celui de la sixième (2e repère), qui est le dernier en bas et le plus saillant (b). Vous sentirez très-bien ce tubercule à travers la veine, énorme sur le vivant pendant l'expiration ; immédiatement en dedans, vous trouverez l'artère, et en la comprimant devant les os, vous pourrez la suivre en haut jusqu'au point où vous devez lier. A ce moment, votre doigt, resté dans la plaie, attire en dehors les deux vaisseaux encore engaî-nés, laisse échapper l'artère qui retourne à sa place, mais retient et aplatit la veine pendant que la sonde cannelée va, près du larynx, déchirer l'aponévrose, puis la gaîne, prudemment et à petits coups. Si la veine vous échappe ou si vous soupçonnez qu'elle va vous échap-per, retournez à l'artère et ramenez en dehors tout ce qui peut y venir, excepté l'artère elle-même (c). — En-fin, quand votre doigt juge la dénudation suffisante, et elle doit être complète, chargez de dehors en dedans avec une aiguille de Cooper. Assurez-vous, avant de lier, que la partie soulevée bat et s'aplatit parfaitement, c'est-à-dire que vous avez l'artère et seulement l'artère (d).

(a) Avec cette incision on lie au-dessus du muscle omo-hyoïdien qu'on n'a pas besoin de couper ; on déchire assez facilement l'aponévrose qui semble continuer le plan de ce muscle en haut, et l'on pose le fil à peu près au niveau du cartilage thyroïde à 0m,03 de la bifurcation (lieu d'élection) , au-dessous du gros tronc veineux presque constant qui de la face, de la langue et du pharynx vient se jeter dans la jugulaire en passant devant l'artère (fig. 29, *r*). Mais à l'amphithéâtre, où les sujets manquent toujours, l'élève répétera de préférence le procédé indiqué plus loin pour l'origine de la carotide et le tronc brachio-céphalique, afin de se ménager la possibilité de lier la carotide externe, opération qui du reste ressemble beaucoup à la ligature de la carotide primitive au lieu d'élection.

(b) Quand on laisse la tête tournée du côté opposé, le larynx est déplacé et le doigt atteint facilement la face antérieure du corps des vertèbres et y sent des rugosités qui peuvent être prises pour les tubercules des apophyses transverses par un débutant inattentif.

(c) Au besoin, la veine peut être écartée et protégée par les doigts d'un aide ou un écarteur pendant que l'opérateur incise l'aponévrose et ensuite la gaine celluleuse, mais, dans cette région, moins on emploie le bistouri, mieux cela vaut.

(d) Si l'artère est mal dénudée, l'on ne peut glisser le porte-fil sans violence et l'on risque de comprendre le nerf pneumogastrique dans la ligature : c'est ce qu'il faut éviter à tout prix.

§ 2. Carotides externe et interne. — Le procédé est le même pour les deux vaisseaux qui sont placés comme la carotide primitive devant les apophyses transverses, point de repère toujours facile à sentir. Ils sont recouverts par la peau, le peaucier, une aponévrose feuilletée, des veines, des ganglions, l'anse du nerf hypoglosse et quelques autres filaments nerveux. Ils sont enlacés par des filets du grand sympathique, et recouvrent son ganglion supérieur, le pneumo-gastrique et l'origine du nerf laryngé supérieur. Le muscle sterno-mastoïdien, qui débordait la carotide primitive en avant, laisse les carotides secondaires à découvert et permet, sur le vivant, de sentir battre ces vaisseaux devant son bord antérieur, au-dessous de la parotide sous laquelle ils s'enfoncent. Quand on veut découvrir les carotides, on rencontre le plus souvent deux obstacles fort gênants : 1° en haut, l'origine de la jugulaire externe, qui sort de l'extrémité inférieure de la parotide, et reçoit fréquemment la faciale ou une anastomose venant de cette veine ; 2° en bas, les troncs de la faciale, des linguales, des pharyngiennes, de la thyroïdienne, ou un tronc commun (facio-lingual) les recevant toutes et s'abouchant dans la veine jugulaire interne, généralement assez bas pour pouvoir être rejeté en ce sens et en dedans, quand on lie l'une ou l'autre des carotides (voy. fig. 29 et 30).

Le nerf grand hypoglosse, caché souvent par la parotide, est quelquefois utile et jamais nuisible à l'opérateur. Cependant je crois, comme M. Richet, qu'il est plus difficile à trouver que les artères elles-mêmes. Je me suis assuré qu'il ne passe pas toujours à la même distance de la bifurcation, tant s'en faut (5 à 20 millimètres). Il ne peut donc servir à déterminer, d'une manière précise, à quelle hauteur on va placer le fil.

Fa bifurcation de la carotide primitive se fait au niveau ou un peu au-dessous de la grande corne de l'os hyoïde. La carotide externe, par sa position, mérite le nom d'*antérieure*. Quand la tête est détournée, comme pendant l'opération, elle est véritablement en dedans de la carotide dite interne. Celle-ci ne fournit aucune branche ; celle-là en donne de nombreuses et à des hauteurs très-variables. Toutes deux sont croisées par l'anse du nerf hypoglosse.

La première collatérale fournie par la carotide externe (artère thyroïdienne supérieure), naît le plus souvent de la bifurcation même ; la seconde, ordinairement la linguale (il est fréquent de voir une pharyngienne inférieure naître très-bas), se détache à une hauteur variable. C'est entre ces deux branches qu'on applique généralement le fil. Ce lieu d'élection n'est pas long, comme on l'a dit, si je m'en rapporte aux mensurations que j'ai faites. Sur neuf sujets injectés, une seule fois il avait plus de 0^m,01 (Voy. Guyon, *Mém. de la Soc. de chirurgie*, t. VI, p. 197).

Malgré le voisinage ordinaire des collatérales que l'on peut, il est vrai, comprendre dans la ligature ou lier séparément, l'opération réussit presque toujours (Voy. GÉNÉRALITÉS).

Carotide externe. — Comme pour la ligature de la carotide primitive, le malade est couché sur le dos, le cou soulevé par un coussin, la tête légèrement renversée en arrière et la face un peu inclinée du côté sain.

Le chirurgien explore la région pour reconnaître la situation des veines superficielles et sentir les battements de l'artère en avant et en dedans du relief du sterno-mastoïdien.

Sur le trajet du vaisseau, faites prudemment à la peau une incision de quatre doigts (0^m07), étendue du niveau de la partie moyenne du cartilage thyroïde au creux parotidien, *derrière* l'angle de la mâchoire (fig. 28 *c'*.). Coupez le peaucier et tâchez d'épargner et d'écarter la veine jugulaire externe, que vous rencontrez dans la partie supérieure de la plaie avec les lobes inférieurs de la parotide. Après avoir incisé l'aponévrose superficielle sur le bord du muscle sterno-mastoïdien (a) et décollé les fibres de ce dernier pour les rejeter en dehors, faites écarter les lèvres de l'incision et abstergez pour voir tout à l'heure le tronc veineux facio-lingual. — Saisissez l'aponévrose profonde avec la pince ; perforez-la avec la sonde ou la pointe du bistouri, et déchirez-la avec précaution, dirigeant les instruments horizontalement comme pour passer entre le pharynx et la colonne (b). Reconnaissez et ménagez le confluent des veines faciale, linguale, etc.; faites-le rejeter en bas et en avant (c). Plongez alors le doigt dans la plaie, en dedans, vers la corne hyoïdienne, devant les apophyses transverses ; tâchez de bien sentir les tubercules qui les terminent en dehors ; et sur ce plan osseux, cherchez à comprimer les artères que vous sentirez parfaitement, à moins qu'il n'y ait d'énormes et nombreux ganglions qu'il faudrait alors écarter. — L'indicateur gauche ayant trouvé les carotides, reconnaît l'externe à sa position (en avant et en dedans). Il guide la sonde ou la pince qui va déchirer le tissu cellulaire. Bientôt l'opérateur peut voir l'anse du nerf grand hypoglosse, les artères collatérales, et compléter la dénudation au lieu d'élection. — On passe le fil de dehors en dedans, et on ne lie qu'après s'être assuré que l'artère soulevée s'aplatit bien, et que sa compression arrête la circulation dans les artères faciale et temporale superficielle, faciles à explorer (d).

(a) Il vaut mieux couper l'aponévrose sur le muscle que devant le muscle sur les vaisseaux, car la section se fait alors en deux temps : 1° incision sans danger du feuillet superficiel, sur le bord musculaire ; 2° déchirure ordinairement possible du feuillet profond. Du reste, pour la partie inférieure, le sterno-mastoïdien est un point de repère très-utile.

(b) Les élèves cherchent souvent sous le sterno-mastoïdien, d'avant en arrière, au risque de blesser la veine jugulaire interne.

(c) Il faut se méfier d'attirer ainsi sur les artères la veine jugulaire interne, qui doit être maintenue en dehors par l'aide qui écarte le sterno-mastoïdien.

(d) Il est évident que ce procédé permet de lier la thyroïdienne supérieure et la carotide interne. Il faut dénuder celle-ci avec soin et tâcher de ne point embrasser dans le fil les nombreux filets sympathiques qui l'enlacent, car c'est peut-être à la section de ces filets vaso-moteurs qu'il faut attribuer les accidents cérébraux si souvent observés après la ligature de cette artère.

ARTICLE VII

LIGATURES DE L'ARTÈRE LINGUALE

Cette artère est accessible en deux points de la région sus-hyoïdienne : 1° loin de son origine, au-dessus du tendon digastrique ; 2° près de son origine, au-dessus de la grande corne. De là deux procédés différents. Le second seul permet de lier l'artère toujours avant l'origine de l'artère dorsale de la langue et, par conséquent, assure seul l'hémostase dans la base de la langue. Il a du reste fait ses preuves sur le vivant, et l'on ne saurait en dire autant du premier, qui est pourtant adopté par les jeunes chirurgiens, sans doute à cause de sa grande facilité.

L'origine de la linguale (*l*) a lieu au niveau de la grande corne hyoïdienne (*h*) ou un peu au-dessus ; elle est recouverte par les veines faciale, linguale superficielle et pharyngienne, par le nerf hypoglosse, et recouvre le nerf laryngé supérieur. Elle n'est donc pas facile à isoler. Mais plus loin, après avoir décrit une courbe variable, l'artère s'engage entre les muscles constricteur moyen du pharynx (*ph*) et hyo-glosse, et disparaît sous ce dernier, tandis que le nerf grand hypoglosse, accompagné d'une veine linguale, reste superficiel. L'artère et le nerf, séparés par les fibres hyoglossiennes, marchent parallèlement, celui-ci à quelques millimètres au-dessus de celle-là.

Dans la première partie de leur trajet, ils répondent à une dépression ou gouttière sensible au doigt formée par la grande corne et le ventre postérieur du muscle digastrique. Plus en avant, le nerf passe sous ce muscle réuni au stylo-glosse, puis forme, avec le tendon digastrique et le bord postérieur du mylo-hyoïdien, sous lequel il va disparaître définitivement, un *petit triangle* que recouvre la glande sous-maxillaire (voy. la fig. 30). Pour découvrir la linguale au-dessus de la grande corne, on ne

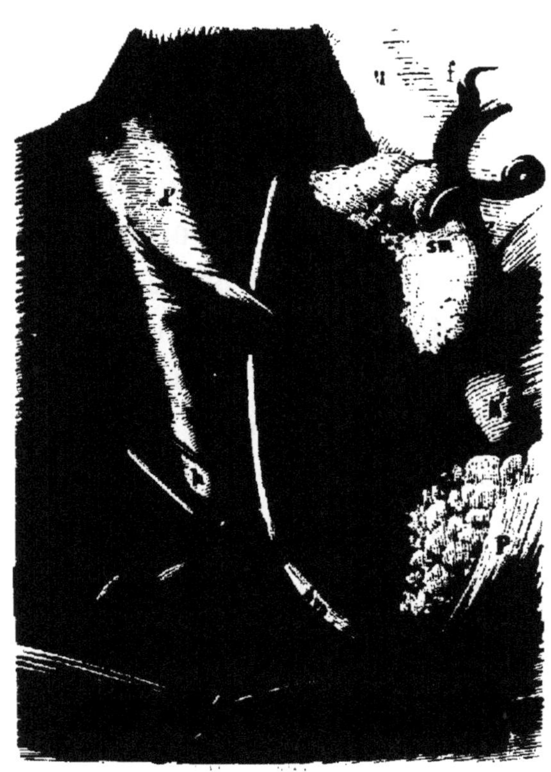

Fig. 30. — **Rapports des artères carotide externe et linguale** (*le sujet étant couché comme pour en faire la ligature*). — M. bord inf. de la mâchoire ; M'. son angle ; H, os hyoïde ; h, sa grande corne : s h, m. sterno-hyoïdien ; o h, m. omo-hyoïdien ; t h, thyro-hyoïdien ; ph' constricteur inf. du pharynx : ph, constricteur moyen ; d. ventre postérieur du m. digastrique perforant le stylo-hyoïdien ; d' sa poulie de réflexion et son tendon ; hy. m. hyo-glosse ; mh. m. mylo-hyoïdien : P, gl. parotide recouverte par l'expansion aponévrotique du sterno-mastoïdien ; sm gl. sous-maxillaire relevée : je. v. jugulaire externe ; ji, v. jugulaire interne et ses affluents, découverte par l'écartement du sterno-mastoïdien ; hyp, anse du grand hypoglosse ; l s. n. laryngé supérieur ; cp. art. carotide primitive ; ci, carotide interne ; ce carotide externe ; t, thyroïdienne sup.. l, linguale ; f. faciale ; ** lieu où l'on peut lier l'art. linguale près de son origine, entre la grande corne et le nerf hypoglosse, sous le muscle hyo-glosse ; *** lieu où l'on peut lier la linguale loin de son origine, dans son triangle, toujours sous le muscle hyo-glosse.

rencontre que les veines déjà signalées, que l'on rejette en arrière assez facilement. Pour la découvrir dans le triangle, on est absolument obligé d'ouvrir la loge de la glande et de rejeter cet organe en haut. Dans les deux cas, il faut couper le muscle hyo-glosse soulevé avec des pinces, et ne pas aller trop profondément dans le pharynx ou dans la langue.

L'os hyoïde est quelquefois situé très-haut, ou, si l'on veut, la glande sous-maxillaire descend quelquefois très-bas (chez les femmes), au point même de recouvrir la grande corne de l'hyoïde. Cela étant, quel que soit le procédé employé, on est obligé de disséquer la glande et de la rejeter en haut.

Le malade est couché sur le dos, le cou en pleine lumière, renversé sur un oreiller, et la tête détournée.

Le chirurgien palpe la région, fait saillir l'origine de la veine jugulaire externe, suit l'os hyoïde et sa grande corne jusqu'au bord du sterno-mastoïdien. Pendant l'opération, la main d'un aide, placée sous le cou, maintiendra l'os hyoïde qui fuirait sous le doigt explorateur.

§ 1er. **Dans le triangle** (au-dessus du tendon digastrique). — A égale distance de l'os hyoïde et du bord inférieur de la mâchoire, parallèlement à ce bord, faites à la peau une incision de 0^m04, qui finisse à un doigt du bord antérieur du sterno-mastoïdien (a). Coupez le peaucier, avec précaution, dans l'angle postérieur de la plaie où passe une veine faciale (b). — Près de la lèvre inférieure de l'incision abaissée et devenue concave, sur le bord inférieur de la glande, pincez, soulevez et incisez l'aponévrose. Reconnaissez la *glande mise à nu* (1er repère). Accrochez-la avec une érigne et faites-la tirer en haut pendant que vous décollez sa face profonde des parties sous-jacentes (c). Quand la plaie est bien abstergée et la dissection suffisante, vous apercevez le *tendon du digas-*

trique (2ᵉ repère) , et le petit triangle voilé par du tissu cellulo-graisseux ; détruisez ce tissu et reconnaissez *le nerf* (3ᵉ repère) et la veine qui longe son bord inférieur. — Après avoir fait accrocher et fixer le tendon digastrique, pour entraver les mouvements de déglutition, pincez le muscle hyo-glosse, et l'ayant soulevé, faites-y délicatement une petite boutonnière parallèle et sous-jacente au nerf. L'artère se présente bientôt (d) ; isolez-la avec des pinces qui déchirent sa gaîne celluleuse, et chargez avec un porte-fil recourbé.

(a) Cette incision est à un doigt du bord maxillaire et finit juste au-dessous de l'angle, mais à un doigt au-dessous. On la fait convexe en bas comme le bord de la glande, lorsque celle-ci descend très-bas. Dans les cas ordinaires, le peaucier n'est pas plutôt coupé que l'incision rectiligne semble avoir été faite convexe en bas, la lèvre inférieure étant fortement abaissée par les fibres de ce muscle.

(b) Cette veine est logée dans la cloison qui sépare la glande parotide de la glande sous-maxillaire ; il faut donc, surtout après l'ouverture de la loge de celle-ci, épargner cette cloison.

(c) Il faut ouvrir la loge glandulaire, car si l'on incise au-dessous dans l'espoir de relever la glande sans la démuler, on risque fort de se perdre après avoir malencontreusement détruit la poulie du digastrique.

(d) Si l'on n'aperçoit pas l'artère, c'est que la boutonnière est ou trop haut ou trop bas ; on doit alors avec les pinces en renverser successivement les lèvres en dehors et, sous l'une ou l'autre, on trouve le vaisseau cherché. L'incision doit être faite à 2 ou 3 millimètres au-dessous du nerf.

§ 2. Au-dessus de la grande corne. — Très-près et au-dessus de l'os hyoïde, parallèlement à sa grande corne, faites une incision rectiligne de 0ᵐ04, qui aboutisse au bord antérieur du sterno-mastoïdien. Coupez le peaucier, avec précaution, dans l'angle postérieur de la plaie, où passe souvent l'origine faciale de la jugulaire externe, que vous faites écarter en haut et en arrière. — Avec le doigt, touchez le relief du bord de la glande et la corne hyoïdienne. Si celle-ci est à découvert, pincez, soulevez et incisez l'aponévrose immédiatement au-dessus, sans dénuder la glande, que vous faites érigner à travers sa loge et rejeter en haut (a). Mettez alors le doigt dans la plaie, au-dessus de la *grande corne* (1er repère), et vous sentirez la gouttière que limite en haut le ventre postérieur du digastrique, où passe le nerf *hypoglosse* (2e repère) et où bat l'artère. — Pour voir clair, nettoyez la plaie, disséquez un peu, s'il le faut, tout en ménageant l'angle postérieur où passent de nombreuses veinules qu'un crochet mousse écarte et protége, et qui, blessées, vous inonderaient de sang. Érignez et faites tenir la grande corne qui se déplacerait dans les fréquents mouvements de déglutition. — La main gauche, armée d'une pince, saisit alors le muscle hyoglosse, délicatement, pour ne soulever que lui. La main droite, armée du bistouri, fait à ce muscle, à petits coups, une boutonnière parallèle et sous-jacente au nerf ; puis, saisissant une seconde pince, vient aider la première à dénuder l'artère, qui se présente au fond de la petite plaie musculaire.

(a) Lorsque la glande recouvre la grande corne, il faut ouvrir sa loge sans hésiter, comme dans le procédé précédent.

(b) La boutonnière est parallèle au nerf et à la grande corne, perpendiculaire aux fibres du muscle coupé (kérato-glosse). Il faut la pratiquer prudemment et même la terminer avec le bec de la sonde, pour respecter l'artère et ne pas entrer dans le pharynx. Si l'on pouvait voir le bord postérieur du muscle kérato-glosse et glisser dessous la sonde ou la branche mousse de ciseaux courbes, on l'inciserait sans danger. Mais il ne faut pas y compter ni même le désirer, car plus on opère en arrière près de l'origine de l'artère plus on a de chance de blesser les veines, le pharynx, le nerf laryngé supérieur, etc., plus aussi on s'expose à manquer l'artère, qui ne vient ni tout de suite ni toujours de la même manière à sa place, au-dessous du nerf grand hypoglosse.

ARTICLE VIII

LIGATURES EXCEPTIONNELLES

Ici, je vais décrire brièvement quelques opérations que l'on ne fait que très-rarement : les ligatures des artères *faciale, temporale, occipitale, brachio-céphalique* et *mammaire interne.* Le procédé décrit pour lier la carotide externe permet de lier l'artère thyroïdienne supérieure. Pour trouver l'artère vertébrale, il suffit de découvrir l'excellent point de repère formé par le tubercule de la sixième vertèbre cervicale, par une incision analogue à celle que l'on fait pour lier la carotide primitive.

§ 1. Ligature de l'artère faciale. — On pourrait lier la faciale à son origine, comme toutes les branches que fournit la carotide externe, en cherchant d'abord cette artère. M. Duval a pu la lier, dans la première partie de son trajet, par une incision curviligne comme l'artère elle-même. Mais on ne lie guère ce vaisseau qu'au moment où, dégagé de la glande sous-maxillaire, il aborde la région faciale en passant sous le bord inférieur de la mâchoire, dans la dépression sensible située devant le bord antérieur du masséter, à 0^m,03 de l'angle. En ce point, l'artère est accompagnée d'une veine qui suit son bord postérieur.

Après avoir reconnu les battements de l'artère et la dépression antémassétérine, très-marquée quand le malade serre les dents, on fait une incision horizontale de 0^{m}03 croisant le vaisseau, par conséquent, dans la direction même du bord de la mâchoire. On coupe, avec précaution, le peaucier, et l'on explore la plaie du bout du doigt promené d'un bout à l'autre. L'artère donne la sensation d'un cordon épais qui bat et se déplace facilement. On l'isole et l'on tâche d'épargner la veine placée derrière.

§ 2. **Ligature de l'artère temporale.** — Si l'on était obligé de lier l'artère temporale, on la chercherait dans le point où, sortant de la parotide, elle se réfléchit sous la racine longue de l'arcade zygomatique, derrière le condyle de la mâchoire, juste dans l'angle que forment ces deux parties.

La temporale ne devient pas très-superficielle immédiatement après sa sortie de la parotide. Dans la première partie de son trajet ascendant, ses battements sont assez difficiles à percevoir. Avec le moindre gonflement de la région, ils sont incapables de servir de guide pour le tracé de l'incision.

Entre le tragus et le condyle, faites une incision verticale de 0^{m}03, coupée en deux par la racine zygomatique. Vous rencontrerez probablement un petit ganglion pré-auriculaire, la veine temporale, et devant celle-ci, mais plus profondément, votre doigt sentira l'artère appliquée sous et sur la racine du zygoma et touchant le condyle. Il vaut mieux dénuder avec soin que d'embrasser avec une aiguille courbe rasant le périoste, l'artère, la veine et même le nerf auriculo-temporal.

§ 3. Ligature de l'artère occipitale. — On fait une incision presque horizontale commençant à la pointe de l'apophyse mastoïde, et se prolongeant à 0^m05 en arrière et un peu en haut. On coupe le bord postérieur du sterno-cléido-mastoïdien et son aponévrose, puis le splénius, puis encore le petit complexus (a). — Cela fait, l'indicateur, plongé dans l'angle antérieur de la plaie, cherche l'apophyse mastoïde, et au-dessous, l'apophyse transverse de l'atlas : entre les deux passe l'artère, accollée aux insertions du ventre postérieur du digastrique, entre ce muscle et l'oblique supérieur (b).

(a) Après avoir coupé le splénius, il n'est pas absolument nécessaire de couper le petit complexus : on peut en effet trouver l'artère, en la cherchant bien, à un doigt au-dessous et en arrière des rugosités *tangibles* du bord postérieur de l'apophyse mastoïde. Exceptionnellement, il arrive même que l'artère occipitale reste plus superficielle que le petit complexus.

(b) La veine occipitale recevant en ce point de gros rameaux mastoïdiens, doit être ménagée autant que possible.

§ 4. Ligatures du tronc brachio-céphalique et des artères carotide primitive et sous-clavière près de leur origine. — Ces ligatures difficiles, désastreuses et exceptionnelles, peuvent se faire par le même procédé. Les vaisseaux qu'il s'agit de chercher sont profondément situés dans le médiastin, au voisinage de la plèvre, environnés d'organes importants, nerfs, canal thoracique, etc., masqués par des veines qui deviennent énormes à chaque mouvement d'expiration. De plus, en cas de réussite apparente de l'opération, il ne faut guère compter sur une solide oblitération des deux bouts.

Pour arriver sur les vaisseaux, on est très-gêné par le sternum (M. Chassaignac trouve absurde de ne pas le réséquer), très-gêné aussi par les embouchures des veines jugulaires et les troncs veineux brachio-céphaliques, que l'on ne peut écarter qu'en dehors et en bas. Le côté interne ou trachéal des artères est seul accessible ; encore faut-il éviter les veines thyroïdiennes, quelquefois énormes. C'est donc de dedans en dehors qu'il faut aborder le tronc brachio-céphalique et l'origine des carotides et sous-clavières. Aussi le chirurgien peut-il se placer indifféremment du côté malade ou de l'autre côté.

Il trouvera facilement la carotide, grâce au point de repère fourni par le tubercule de la sixième vertèbre, accessible dans la partie culminante de l'incision, et pourra, en suivant le vaisseau, arriver sur son origine, sur le tronc brachio-céphalique et sur la sous-clavière droite. Du côté gauche, après avoir suivi la carotide en bas et l'avoir légèrement écartée en dehors, il pourra, avec le doigt, sentir et comprimer la sous-clavière devant l'apophyse transverse de la septième vertèbre et devant la tête de la première côte.

Des deux côtés, la trachée, si facile à sentir, est un bon point de repère. Le tronc brachio-céphalique est en avant. Il se bifurque derrière l'articulation sterno-claviculaire, dont il est éloigné de l'épaisseur du tronc veineux droit, que l'on réussit à maintenir en dehors, toutes les fois qu'il ne reçoit pas une grosse veine jugulaire antérieure ou thyroïdienne. Au besoin, on couperait ces veines entre deux ligatures. Pour lier le tronc brachio-céphalique à sa partie moyenne, il faut déjà abaisser le tronc veineux gauche.

Tronc brachio-céphalique. Le malade est placé comme pour lier l'artère carotide.

Sur le muscle sterno-cléido-mastoïdien, à 0^{m}06 au moins au-dessus de la clavicule, commencez une incision qui descende dans l'intervalle des chefs de ce muscle jusqu'à l'os et se recourbe alors horizontalement en dedans jusqu'au delà de la ligne médiane, simulant une L à angle obtus. — Coupez le faisceau sternal du muscle près de ses insertions, sur la sonde et avec précaution. Séparez-le du faisceau claviculaire, et faites-le rejeter en dedans par l'aide qui écarte la lèvre interne ou convexe de la plaie. — Près de cette lèvre et de la *trachée* (point de repère), loin de la veine jugulaire, incisez sur la sonde les fibres les plus externes des muscles cléido-hyoïdien et sterno-thyroïdien. Donnez-les à l'aide qui les écarte en dedans avec un large rétracteur. Incisez pareillement, ou mieux déchirez un feuillet aponévrotique profond dans lequel sont les veines thyroïdiennes, et faites aussi rejeter ces veines en dedans. — Plongez le doigt dans la partie culminante de l'incision et cherchez-y le tubercule carotidien et la carotide; puis, descendez en suivant ce vaisseau aussi bas que possible. Le tronc brachio-céphalique est en arrière et loin du sternum, en avant et près de la trachée. Avec un deuxième doigt introduit dans la plaie, si vous êtes placé du côté opéré (avec un écarteur tenu par un aide dans le cas contraire), écartez et protégez les troncs veineux, pendant que l'index cherche à isoler le tronc artériel et sert de guide à une longue pince qui va en déchirer, petit à petit, la gaine celluleuse. Passez un porte-fil courbe de dehors en dedans, et liez, si vous pouvez, à égale distance de l'origine et de la terminaison du vaisseau, c'est-à-dire très-profondément.

§ 5. Ligature de la mammaire interne. — Cette artère descend derrière les cartilages costaux et n'est accessible que dans leurs intervalles, c'est-à-dire à travers la peau, le grand pectoral, l'aponévrose qui continue le muscle intercostal externe et enfin les fibres de l'intercostal interne. Elle chemine dans le tissu sous-pleural lâche et facile à déchirer, est accompagnée d'une veine principale située en dedans et facile à isoler ; on la trouve à environ 0ᵐ.01 du bord externe du sternum.

Dans l'un des trois ou quatre premiers espaces intercostaux, faites une incision transversale de 0ᵐ04, qui empiète *sur* le bord externe du sternum. Séparez les fibres du grand pectoral avec le bistouri et mettez à nu le bord de l'os et l'aponévrose intercostale. Coupez cette aponévrose, coupez aussi les fibres placées dessous, avec précaution, (bistouri mousse ou boutonné). (a) Tant que le doigt plongé dans la plaie sent de la résistance et des fibres, il n'y a pas de danger, on n'est pas encore sur la plèvre. Enfin, dénudez avec deux pinces qui déchirent facilement le tissu cellulaire.

a Quand on opère dans cette région qui peut être, comme le ventre du reste, brusquement soulevée par un effort thoracique, la main qui tient le bistouri doit s'appuyer sur le malade, afin de suivre *passivement* tous les mouvements du plan sur lequel elle incise.

CHAPITRE II

LIGATURES DES ARTÈRES DU SYSTÈME AORTIQUE INFÉRIEUR

ARTICLE PREMIER

LIGATURE DE L'ARTÈRE PÉDIEUSE.

Quand cette artère est normale, elle continue la tibiale antérieure qui, au niveau du ligament annulaire, passe sous le muscle extenseur du gros orteil qui se porte en dedans, et reparaît sous le nom de pédieuse sous la peau du dos du pied. Elle est bientôt abordée par le faisceau interne du muscle pédieux, qui la recouvre d'abord et bientôt passe en dedans à son tour, au moment où l'artère se termine en perforant le premier muscle interosseux dorsal, pour gagner la plante du pied. De cette disposition, il résulte que le vaisseau est accessible soit sur le dos du pied, *en dedans* du pédieux, soit près de l'extrémité postérieure du premier espace intermétatarsien, *en dehors* du premier tendon du pédieux. En ce point-ci, l'on est toujours sûr de rencontrer l'artère, qu'elle soit normale ou anormale. Dans ce dernier cas, l'artère fait suite généralement à l'interosseuse, et se porte sous le corps du pédieux, de dehors en dedans. En cas d'anomalie, la place ordinaire de l'artère pédieuse est toujours occupée par une artériole et deux veinules. On ne peut arriver sur l'artère qui nous occupe qu'en déchirant plusieurs feuillets aponévrotiques résistants et en écartant plusieurs filets nerveux.

Le malade est couché sur le dos, la jambe étendue.

L'opérateur, placé en dehors, cherche l'extrémité postérieure du premier espace intermétatarsien (fig. 31), et trace une ligne partant de ce point et aboutissant au milieu du cou-de-pied.

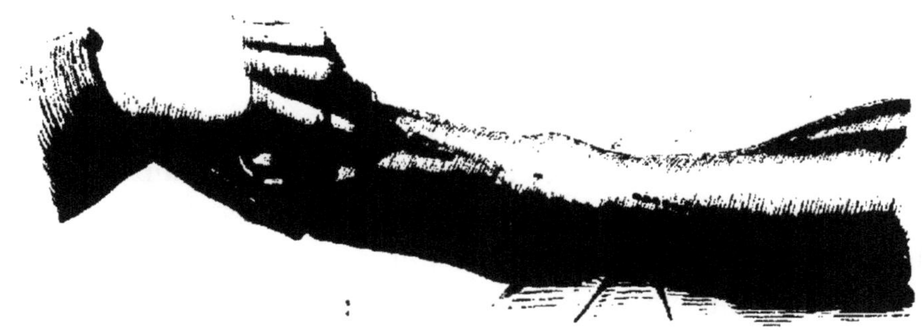

Fig. 31. — **Ligature de l'a. pédieuse.** — L'indicateur gauche cherche l'extrémité postérieure du premier espace inter-métatarsien et s'y enfonce. L'incision en part et se dirige vers le milieu de l'espace intermétatarsien marqué —. Elle côtoie de loin (0^m,01) le tendon de l'extenseur commun dont on voit le relief.

Sur la ligne indiquée, partant de l'extrémité postérieure du premier espace intermétatarsien (ou s'y terminant, suivant le côté), faites sur le tarse une incision de 0^m,04, parallèlement au tendon visible du long extenseur du gros orteil, mais loin de ce tendon, à 0^{m}01 en dehors. En coupant le tissu cellulaire, évitez les veines et les nerfs. Cherchez à sentir ou à voir le faisceau interne du muscle pédieux, et incisez l'aponévrose dessus ; reconnaissez les fibres de ce muscle (a. — Son bord interne étant légèrement écarté en dehors, vous laissera voir ou sentir l'artère et ses veines. Sinon, cherchez dans l'extrémité métatarsienne de la plaie, mais en dehors du tendon pédieux ; l'artère anormale y passe certainement.

(a) L'incision indiquée répond à la jonction des fibres musculaires et du tendon ; on trouve donc celles-là dans l'extrémité postérieure de la plaie, celui-ci dans l'extrémité antérieure. Elle est à deux fins et peut servir pour lier l'artère normale ou anormale.

ARTICLE II

LIGATURES DE L'ARTÈRE TIBIALE ANTÉRIEURE.

Cette artère, accompagnée de deux veines et d'un petit nerf placé devant, longe le côté externe du muscle jambier antérieur. Elle est, en haut, dans le fond de l'unique interstice de la région jambière antérieure; en bas, dans le plus interne des deux interstices, entre le muscle jambier et le muscle extenseur propre du gros orteil. En haut, le muscle jambier est très-large et l'extenseur des orteils très-étroit. Une forte cloison aponévrotique sépare celui-ci du long péronier latéral; et, si l'on se guide exclusivement sur la dépression longitudinale qu'on peut sentir, même à travers la peau, à peu près sur le trajet de l'artère, on pénètre en avant de cette cloison, entre elle et le muscle extenseur commun, dont on est ensuite obligé de déchirer les fibres pour arriver en dedans sur les vaisseaux. Autrefois, S. Cooper, d'après Bell, recommandait de suivre cette voie, sans doute à cause de la difficulté qu'il y a à trouver d'emblée le bon interstice.

Très-profonde à son arrivée devant le ligament interosseux, l'artère tibiale antérieure devient plus superficielle vers le cou-de-pied, où elle passe au milieu de l'espace intermalléolaire. Pour déterminer ce passage, il faut se placer en face, devant le membre, mettre un doigt sur chaque malléole et marquer le milieu de la distance qui les sépare.

Si l'on sait trouver l'artère tibiale antérieure à la partie supérieure et à la partie inférieure, on n'est pas embarrassé pour la trouver au milieu de la jambe. Je n'ai donc que deux opérations à décrire : 1° la ligature au-dessus du ligament annulaire; 2° la ligature à la partie supérieure.

Pour tracer la *ligne d'opération*, cherchez la tête du

péroné et la *dépression* qui est en avant, entre elle et tubercule du fascia lata ou de Gerdy (1) ; de cette *dépression antepéronière*, tirez une ligne droite qui aboutisse a milieu du cou-de-pied regardé en face, en dehors de l saillie sensible et visible du tendon du jambier ante rieur.

Le malade est couché sur le dos, la jambe allongée tournée en dedans. Un aide tient le pied, prêt à le flé chir au besoin.

L'opérateur se place en dehors du membre.

§ 1. Au-dessus du ligament annulaire. — Sur l ligne indiquée, commençant ou finissant (suivant le côté à deux doigts au-dessus de l'articulation, faites à la peau puis à l'aponévrose, une incision qui remonte à 0^m,06 plu haut. — Soulevez avec la sonde cannelée la lèvre intern de l'aponévrose, fourrez dessous l'index gauche et porte le sur la crête du tibia sans rien refouler (a) (voy. fig. 32) Puis ramenez doucement le doigt en dehors en accro chant légèrement les tendons : laissez échapper en de dans un seul tendon et ne bougez plus (b). — Vous ête dans le bon interstice, ouvrez-le de bas en haut avec l sonde cannelée. Le pied étant alors fléchi, les bords de l plaie sont facilement écartés ; et en dedans, accollée à l face externe du jambier mince à ce niveau, ou à l'os lui même, vous trouvez l'artère entre ses deux veines. L faisceau vasculaire est peu profond, mais très-mobile

(1) Prendre ce tubercule comme point de depart de la ligne d'opération, c'est ou blier la grande largeur du muscle jambier antérieur et s'exposer à tomber sur c muscle assez loin en dedans de l'interstice cherché.

aussi faut-il le fixer en pinçant la gaine celluleuse pour pouvoir isoler l'artère avec la sonde.

(c) Assurez-vous avec la main droite que le tendon du jambier n'a pas été refoulé par le doigt gauche.

(d) Le tendon de l'extenseur du gros orteil glisse facilement avec celui du jambier

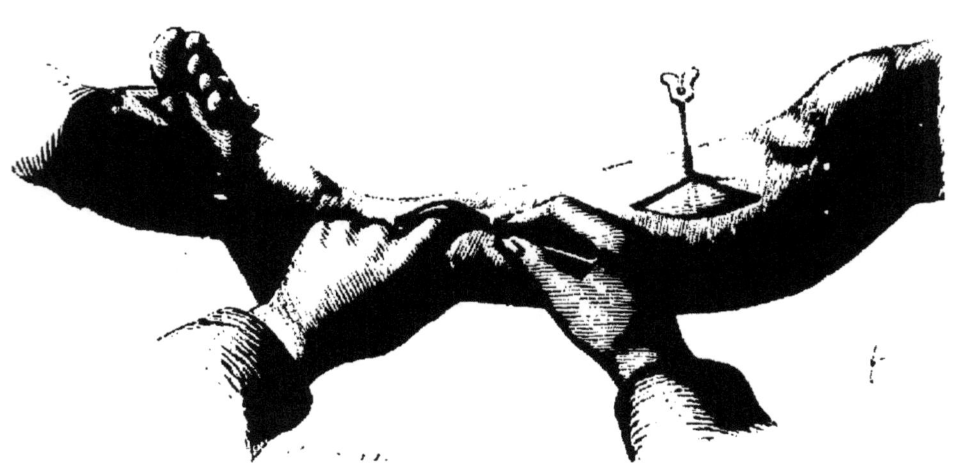

Fig. 32. — **Ligature de l'a. tibiale antérieure** (à la partie inférieure). — Un aide tient le pied et le fléchit. L'opérateur a soulevé la lèvre interne de l'aponévrose avec la sonde; il glisse son doigt dessous et va à la crête du tibia. Après s'être assuré qu'il n'a rien refoulé, il ramènera son index en dehors et laissera s'échapper en dedans un seul tendon.

On voit une sonde cannelée glissée en travers sous l'aponévrose jambière (à la partie supérieure); son bec a été arrêté par la cloison qui sépare le long péronier de l'extenseur commun. En comptant sur la sonde on est donc sûr de croiser l'interstice au fond duquel est l'artère.

§ 2. A la partie supérieure de la jambe (a). — Sur la ligne indiquée, faites une incision de 0^m,08 (minimum) à la peau et au tissu cellulaire, jusqu'à l'aponévrose *exclusivement.* — Avec le pouce et l'indicateur gauches, écartez également les deux lèvres de la plaie, et, au milieu, incisez l'aponévrose *en travers,* sans entrer dans les muscles (b). — Explorez cette incision de dedans en dehors avec le doigt gauche et le bec de la sonde suivi de l'œil (v. fig. 33). Vous trouverez *loin*, de la crête du tibia, un premier interstice peu sensible, quelquefois graisseux, dépourvu de cloison aponévrotique. A quelques millimètres en dehors, vous en trouverez un second que le doigt sent facilement même à travers l'aponévrose ; il est

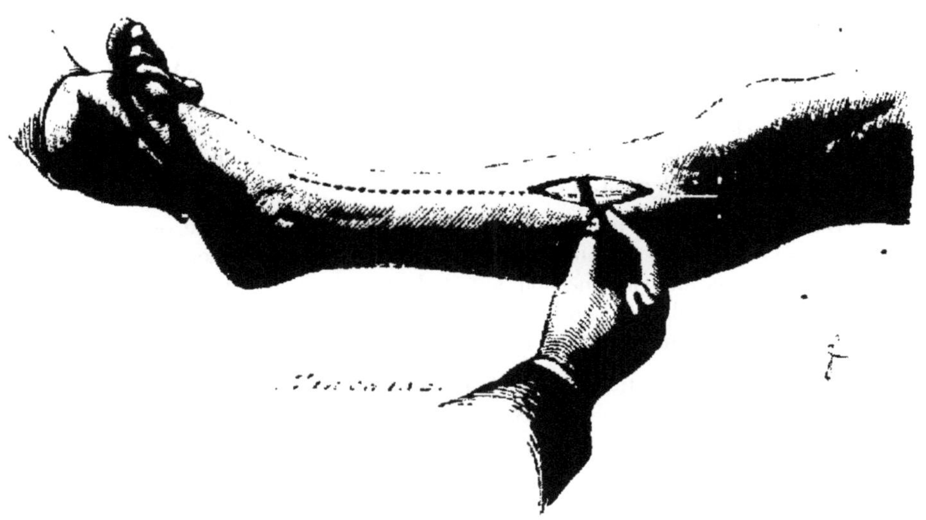

Fig. 33. — **Ligature de l'a. tibiale antérieure** (*partie supérieure*). — Après la section de la peau, il a été fait à l'aponévrose une incision transversale. La sonde suivie de l'œil (et du doigt qui intervient de temps en temps) explore celle-ci de dedans en dehors et loin de la crête tibiale, s'arrête sur le premier interstice facile à ouvrir et dépourvu de cloison aponévrotique, ou bien va au second reconnaître la cloison qui vibre sous l'instrument, pour revenir ensuite au premier.

occupé par une forte cloison qui résiste et vibre sous le bec de la sonde cannelée. Retournez au premier, qui est le bon. — Au-dessus et au-dessous de l'incision transversale, coupez l'aponévrose (c) sur cet interstice et ouvrez-le délicatement avec le doigt, de bas en haut, en faisant fléchir le pied (d). Vous rencontrerez d'abord le nerf isolé et petit, puis au fond, l'artère et ses deux veines. — Pour dénuder et charger le vaisseau, un aide enfonce profondément ses pouces dans les extrémités de la plaie et, la faisant ainsi bayer largement, donne accès à la lumière et aux instruments. Un porte-fil à petite courbure est indispensable.

a) Cette opération est d'autant plus difficile qu'on la fait plus haut. L'incision sera donc faite le plus bas possible et son extrémité supérieure restera toujours à trois doigts au moins au-dessous de l'articulation.

b) Un bon moyen à employer est le suivant : après avoir écarté la lèvre interne de la peau vers la crête du tibia, on perfore l'aponévrose avec le bec de la sonde, que l'on glisse dessous en travers, de dedans en dehors, jusqu'à ce que l'on sente la résistance que fournit la cloison aponévrotique qui sépare l'extenseur commun des péroniers. On incise alors la toile fibreuse et cette incision croisant certainement l'interstice cherché, on trouve celui-ci facilement. (V. fig. 32.)

c) Quand on cherche à lier l'artère tibiale par le procédé classique, on coupe d'abord l'aponévrose en long et ensuite en travers, car les lèvres ne s'écarteraient pas sans cela. En commençant par l'incision longitudinale, on risque de manquer l'interstice ordinairement invisible : au contraire, l'incision transversale faite la première le rencontre certainement, permet de le reconnaître et de fendre l'aponévrose juste dessus.

d) Comme la section transversale de l'aponévrose, la flexion du pied a pour but de permettre l'écartement des parois de l'auge profonde au fond de laquelle est l'artère. Cet écartement ne peut s'obtenir suffisant, qu'en faisant mettre les deux pouces de l'aide comme il est indiqué, ou bien en se servant d'écarteurs aussi larges que la plaie est longue.

ARTICLE III

LIGATURES DES ARTÈRES POSTÉRIEURES DE LA JAMBE

Les artères tibiale postérieure et péronière sont appliquées par une aponévrose, derrière la couche profonde des muscles de la jambe. Le gros nerf tibial postérieur est situé entre les deux et sur le même plan (fig. 34).

L'artère péronière, généralement la moins volumineuse, disparaît ordinairement en pénétrant dans le muscle sous-jacent (flé-

chisseur du gros orteil), et, par conséquent, ne doit être cherchée
qu'au niveau du mollet. Au contraire, l'*artère tibiale postérieure*

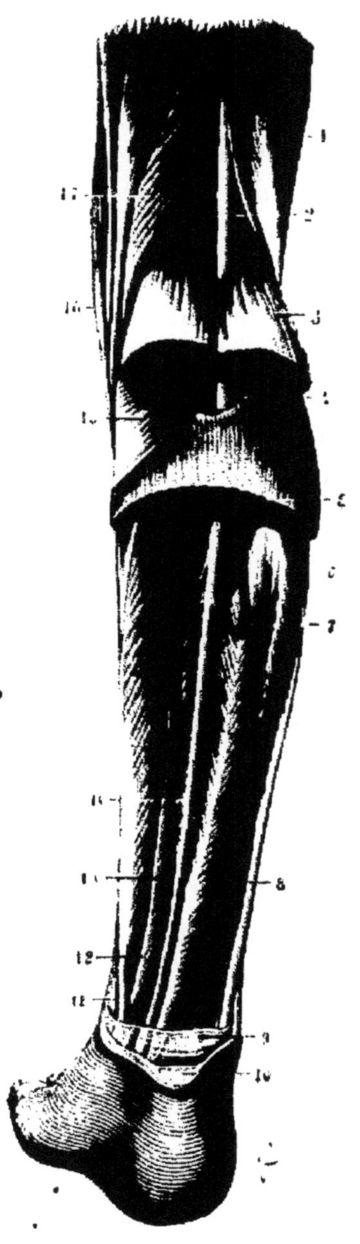

Fig. 31. — **Trajet et rapports des
artères postérieures de la jambe.**
— **1,** Biceps ; **2,** n. sciatique poplité
int. et *a. poplitée* ; **3,** extrémités sup.
des jumeaux coupés ; **4,** n. tibial post.
et *a. poplitée* traversant l'anneau du
m. soléaire, **5,** m. soléaire coupé ;
6, m. long péronier lat. ; **7,** m. fléchisseur propre du gros orteil et *a. péronière* s'engageant dessous ; **8,** court
péronier lat. ; **9,** aponévrose prof.
appliquant les tendons, nerfs et vaisseaux derrière les os de la jambe ;
10, tendon d'Achille enveloppé par
l'aponévrose superf. ; **11,** tendon du
m. fléchisseur commun ; **12,** tendon
du m. jambier post. ; **13,** *a. tibiale
post.* ; **14,** n. tibial post. ; **15,** m. poplité ; **16,** tendons des m. couturier,
droit interne, demi-tendineux ; **17,** m.
demi-membraneux.

descend sans diminuer notablement de volume, et passe derrière
la malléole interne, avec le nerf homonyme qui s'en est rap-

proché pour aller à la plante du pied. A ce niveau, elle est en rapport, non plus avec les muscles profonds, mais avec leurs tendons ; pareillement, la couche musculaire superficielle si épaisse et si large qui la recouvrait au niveau du mollet, n'est plus représentée que par le tendon d'Achille ; et, par conséquent, l'artère, simplement masquée par les deux aponévroses superficielle et profonde, est devenue facilement accessible.

Les deux artères postérieures de la jambe sont accompagnées chacune par deux veines souvent énormes et fort gênantes pour la dénudation. Souvent aussi, en incisant le soléaire, on rencontre des veines intra-musculaires qui inondent la plaie de sang.

Rien n'est plus facile, sur le cadavre, que de découvrir les vaisseaux qui nous occupent ; il suffit d'inciser les muscles du mollet sur la ligne médiane. On arrive bientôt sur le nerf aux côtés duquel sont les faisceaux vasculaires. MM. Arnott et Guthrie recommandent cette voie d'après Holmes (*System of surgery*) ; Malgaigne engage à chercher l'artère poplitée et l'origine de ses branches d'une manière analogue, en se bornant à écarter les jumeaux. Mais il lui faut sacrifier les artères et veines jumelles, ce qui ne me paraît pas un mince inconvénient, à cause de la gêne apportée par l'hémorrhagie.

Généralement, on opère de chaque côté, écartant le muscle jumeau correspondant et ne coupant que le soléaire ; mais, arrivé au fond de la plaie, on ne peut lier qu'une artère, ce qui peut être embarrassant si dans un cas d'hémorrhagie à origine douteuse, on a cherché l'artère qui ne fournit pas le sang.

A. LIGATURES DE L'ARTÈRE TIBIALE POSTÉRIEURE.

Le procédé qui va être décrit le premier, permet, avec de légères modifications, de lier dans toute la moitié inférieure de la jambe.

§ 1. **Derrière la malléole.** — Le malade est couché sur le dos et un peu sur le côté à opérer; la jambe fléchie repose sur sa face externe.

Le chirurgien, placé en dehors, explore la gouttière rétro-malléolaire, sa lèvre antérieure osseuse et sa lèvre postérieure, le bord du tendon d'Achille.

Dans le milieu de la gouttière rétro-malléolaire, à un doigt derrière le bord postérieur de la malléole et parallèlement à ce bord, faites une incision cutanée de $0^m,05$, qui descende au niveau de la pointe de la malléole (a). — Mettez le doigt dans la plaie et, le pied étant fléchi, touchez l'aponévrose superficielle que soulève le tendon d'Achille. Coupez cette aponévrose directement, près du tendon d'Achille (b). — Remettez le doigt dans la plaie, d'abord sur le bord malléolaire, puis sur les tendons, sensibles à travers leur gaine; puis plus en dehors, sur l'artère que vous sentirez battre. Faites écarter le tendon d'Achille et ramenez le doigt sur la gaine des tendons pour la protéger pendant que vous introduirez la sonde en dehors, sous l'aponévrose profonde qui recouvre le paquet vasculo-nerveux (fig. 35).—L'aponévrose coupée, vous trouvez l'artère, ses deux veines et le gros nerf qui est en dehors. Dénudez avec sonde cannelée et pince, car les vaisseaux sont très-mobiles. Chargez de dehors en dedans.

(a) Plusieurs chirurgiens, Velpeau, M. Richet, etc., recommandent une incision curviligne inscrivant le bord postérieur et le sommet de la malléole dans sa concavité, mais éloignée de la gaine des tendons. De cette manière, on trouve l'artère après avoir coupé le ligament annulaire interne qui résulte de la fusion des deux aponévroses encore distinctes un peu plus haut.

(b) Quand cette aponévrose est coupée, le doigt peut s'enfoncer entre le tendon

d'Achille et les os de la jambe, et l'on est porté à opérer ce décollement, bien à tort,
si l'on oublie la vraie situation de l'artère, que l'on ne peut voir qu'en baissant la tête
après avoir attaqué l'aponévrose profonde d'arrière en avant.

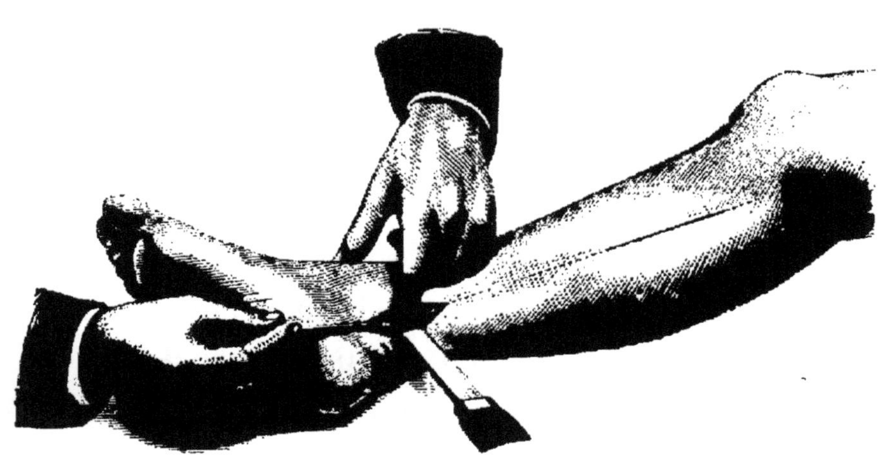

Fig. 35. — **Ligature de l'a. tibiale postérieure** (*derrière la malléole*). — La jambe
fléchie au jarret, est couchée sur sa face externe. Après l'incision de l'aponévrose
superficielle et l'écartement du tendon d'Achille, l'indicateur gauche a senti le bord
postérieur de la malléole, puis les tendons à travers leur gaine qu'il recouvre et
protège. En dehors de cette gaine, la sonde est glissée sous l'aponévrose profonde.

§ 2. Au niveau du mollet. — Le malade est couché
sur le dos et le côté à opérer; la jambe fléchie repose sur
sa face externe. Le genou et le mollet, tirés au bord du
lit, portent à faux.

Le chirurgien, placé en dehors, explore la région, le
trajet des veines; il palpe le bord interne du tibia et le
bord du jumeau interne pendant sa contraction.

A un travers de pouce derrière le tibia, parallèlement
à son bord interne, au-dessous de la jarretière, faites à la
peau une incision de 0^m,10. Coupez l'aponévrose le long

du bord interne du *jumeau interne* (premier repère). Reconnaissez ce bord, isolez-le et faites-le rejeter en dehors, c'est-à-dire en bas par deux rétracteurs (a. — Baissez la tête et regardez la face postérieure du soléaire qu'il s'agit d'inciser. Pour attaquer ce muscle perpendiculairement à sa surface, tenez le bistouri *horizontal* et incisez d'un bout à l'autre de la plaie, le plus loin possible du bord

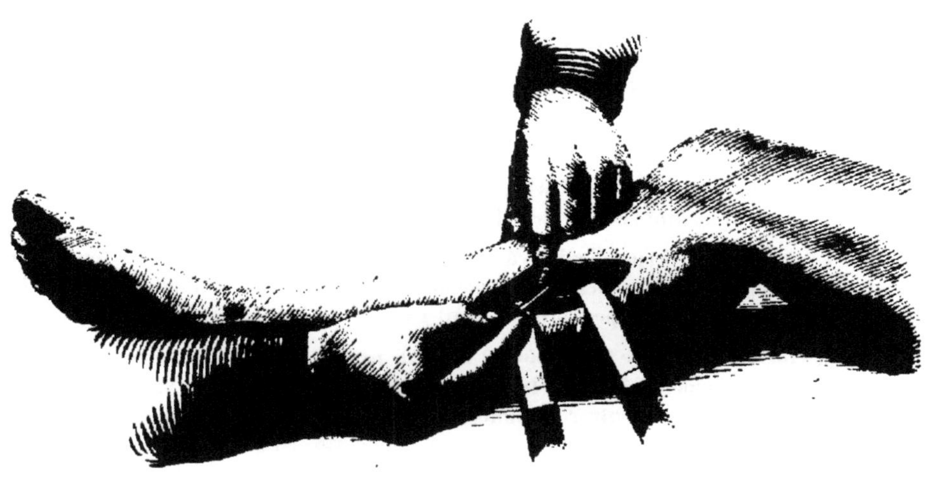

FIG. 36. — **Ligature de l'a. tibiale posterieure** (au tiers sup. du mollet). — La jambe légèrement fléchie est renversée sur sa face externe. Le m. jumeau interne reconnu est facilement écarté en dehors, car le genou porte à faux. Le doigt gauche écarte la lèvre antérieure de la plaie; le bistouri attaque le soléaire perpendiculairement à sa surface.

interne du tibia (b) (fig. 36). Mais incisez en plusieurs temps. A chaque coup de bistouri, l'aide, armé de ses deux rétracteurs, les enfonce dans la plaie pour en abaisser la lèvre externe, pendant qu'avec le doigt gauche l'opérateur attire à lui la lèvre interne. Chemin faisant, se rencontre l'*aponévrose intramusculaire* du soléaire (deuxième repère); reconnaissez-la et souvenez-vous qu'il n'y a que peu ou point de fibres musculaires dessous (c). Coupez-la donc délicatemen., ou déchirez-la si vous pouvez. S'il y a des fibres dessous, déchirez-les avec la sonde maniée prudemment. — Bientôt, les lèvres du muscle totalement coupé s'écartent et laissent voir et sentir les vaisseaux cherchés et le nerf en dedans duquel ils sont placés. Déchirez l'aponévrose profonde dans une petite étendue et sur l'artère, autant que possible dans l'intervalle de deux anastomoses veineuses transversales; passez l'aiguille courbe de dehors en dedans.

(a) C'est pour permettre cet écartement que le mollet doit porter à faux et la jambe être fléchie. Cela facilite énormément le reste de l'opération.

(b) Il faut inciser perpendiculairement au muscle pour arriver par le plus court chemin sur l'artère, et loin du bord interne du tibia (à 0^m,03) pour tomber juste sur les vaisseaux qui répondent à peu près au bord externe de l'os.

(c) Si l'on oublie que le plus souvent il n'y a pas de fibres musculaires sous cette aponévrose, on risque en incisant trop hardiment, ou de fendre les vaisseaux, ou, si l'on tombe en dedans, d'entrer d'emblée et de se perdre dans le muscle fléchisseur commun; cela est à redouter quand sur une jambe variqueuse le tissu sous-musculaire devenu lardacé ne permet pas aux lèvres du soléaire de glisser facilement.

B. LIGATURE DE L'ARTÈRE PÉRONIÈRE

Au niveau du mollet. — Le malade est couché sur le côté sain, presque sur le ventre. La jambe, fléchie légèrement, repose sur sa face antéro-interne.

Pour le reste, cette opération ressemble à la ligature de la tibiale postérieure au niveau du mollet. Le chirurgien, placé en dehors, explore la région, suit le bord postérieur du péroné, le bord externe du jumeau externe pendant sa contraction.

A un grand travers de pouce derrière le péroné, parallèlement à cet os, sur le bord du jumeau externe, au-dessous de la jarretière, faites à la peau une incision de $0^m,10$. Coupez l'aponévrose le long du bord du *jumeau externe* (premier repère) ; reconnaissez et isolez ce bord ; faites le rejeter en dedans par deux rétracteurs. — Incisez le soléaire perpendiculairement à sa surface, d'un bout à l'autre de la plaie, de manière à tomber sur le bord interne du péroné. Incisez couche par couche, et à chaque coup de bistouri faites écarter et écartez vous-même les bords de la plaie pour bien reconnaître l'*aponévrose intramusculaire* du soléaire (deuxième repère'. Coupez-la délicatement, et plus délicatement encore les fibres musculaires qui sont dessous. — Bientôt les lèvres du muscle totalement coupé s'écartent et laissent voir ou sentir les vaisseaux cherchés et le nerf placé en dedans. Déchirez l'aponévrose profonde dans une faible étendue et sur l'artère, autant que possible entre deux anastomoses veineuses transversales ; passez le porte-fil courbe de dedans en dehors.

ARTICLE IV

LIGATURE DE L'ARTÈRE POPLITÉE

Dans le creux poplité. — Après avoir perforé le grand adducteur et fourni l'artère grande anastomotique, l'artère fémorale, avec sa veine, passe derrière le fémur auquel elle est appliquée et vient gagner l'angle inférieur du losange poplité, en se rapprochant peu à peu du nerf sciatique poplité interne, avec lequel elle disparaît sous les muscles **jumeaux, au niveau de** l'interligne articulaire. L'artère poplitée fournit de nombreux rameaux articulaires anastomosés avec la grande anastomotique; elle est très-profonde; sa veine la recouvre et la déborde généralement en dehors. Quant au nerf, il est encore plus externe, mais aussi beaucoup plus superficiel que les deux vaisseaux. (voy. fig. 34).

Le malade sera couché sur le ventre, la jambe étendue d'abord, fléchie ensuite.

L'opérateur se place en dehors, plie le jarret et marque le pli; puis il tâte le creux poplité, derrière l'extrémité inférieure de la cuisse. Il cherche aussi la veine saphène externe.

Dans l'axe du creux poplité, faites à la peau une incision de 0^m 10 qui descende au niveau du pli du jarret. En coupant l'aponévrose, évitez la veine saphène externe, son embouchure ou son canal de dérivation. — Mettez l'index dans la plaie et cherchez à sentir le nerf tendu et superficiel. Ne le dénudez pas, passez en dedans avec la sonde et déchirez le tissu cellulaire. Faites écarter la lèvre interne et le muscle demi-membraneux, relâché par la flexion ; écartez vous-même le nerf en dehors avec le médius et allez avec l'index à la recherche du cordon vasculaire, épais et profond (fig. 37). — Quand ce cordon est trouvé, attaquez son côté interne avec le bec de la sonde, qui petit à petit arrive à déchirer la gaine celluleuse et permet au doigt qui a suivi les progrès de la dénudation d'entraîner la veine en dehors. A ce moment, un porte-fil courbe est glissé sur l'indicateur et passé sous l'artère de dehors en dedans,

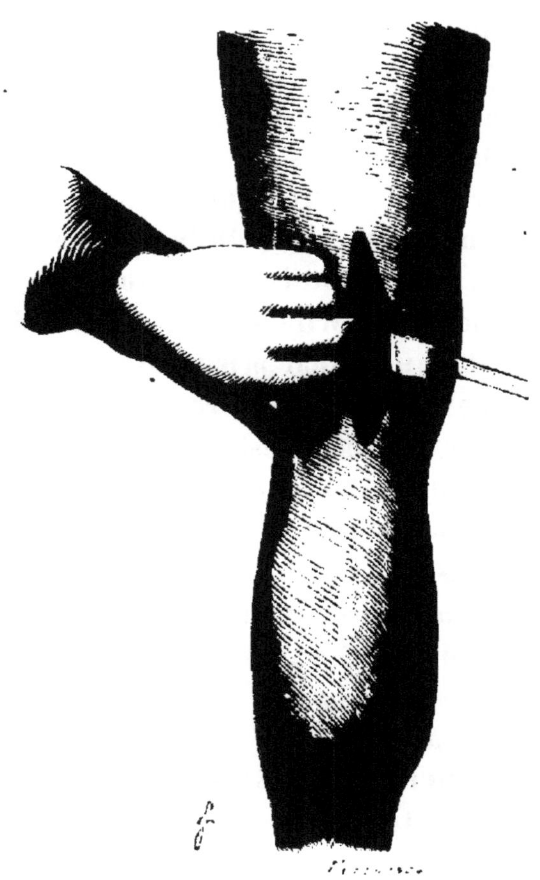

FIG. 37. — **Ligature de l'a. poplitée.** — Le sujet est couché sur le ventre. Deux doigts de la main gauche sont dans la plaie : le médius tient et écarte le nerf. L'index cherche et sent la veine et l'artère en dedans, sur le fémur.

ARTICLE V

LIGATURE DE L'ARTÈRE FÉMORALE

L'artère fémorale sort du ventre sous le milieu de l'arcade crurale (un peu en dedans de ce milieu). Elle est d'abord sous-aponévrotique, dans le triangle de Scarpa ; puis le *muscle couturier* l'aborde, et bientôt la recouvre complétement.

Cette artère parcourt la grande gouttière visible et sensible que forment, d'une part, le plan des adducteurs, et d'autre part, en dehors, la saillie cylindroïde du psoas en haut et du vaste interne plus bas.

L'artère perfore le plan des adducteurs pour passer derrière le jarret à quatre doigts au-dessus du condyle interne du fémur. Avant de perforer ainsi le troisième adducteur, elle est logée dans la gouttière anguleuse, angle dièdre, formée par ce muscle et le vaste interne. Cette gouttière est étroite, sa lèvre interne (tendon de l'adducteur) est facile à sentir dans l'abduction qui la tend. C'est en réalité un canal prismatique triangulaire (*canal de Hunter*), car une aponévrose de recouvrement, attachée aux deux lèvres de cette gouttière, est étendue comme une bandelette large d'un doigt, au-devant des vaisseaux, depuis l'anneau de l'adducteur, jusqu'à 0^m,10 plus haut, où elle cesse d'être formée de fibres résistantes, et devient insensiblement celluleuse.

L'artère *fémorale primitive*, après avoir fourni quelques artérioles, se bifurque de 2 à 6 centimètres au-dessous de l'arcade crurale : l'*artère fémorale profonde* est toujours externe relativement à l'*artère superficielle*.

Dans le canal de Hunter (fig. 38) naît la *grande anastomotique*, qui sort en avant, à travers la paroi antérieure de ce canal, comme le *nerf saphène*.

La *veine fémorale*, au niveau de l'arcade crurale, est en dedans de l'artère ; en descendant, elle se porte de plus en plus en arrière. Dans le canal de Hunter, elle est toujours sous l'artère, qui est cependant recouverte ordinairement par un canal veineux collatéral de volume variable.

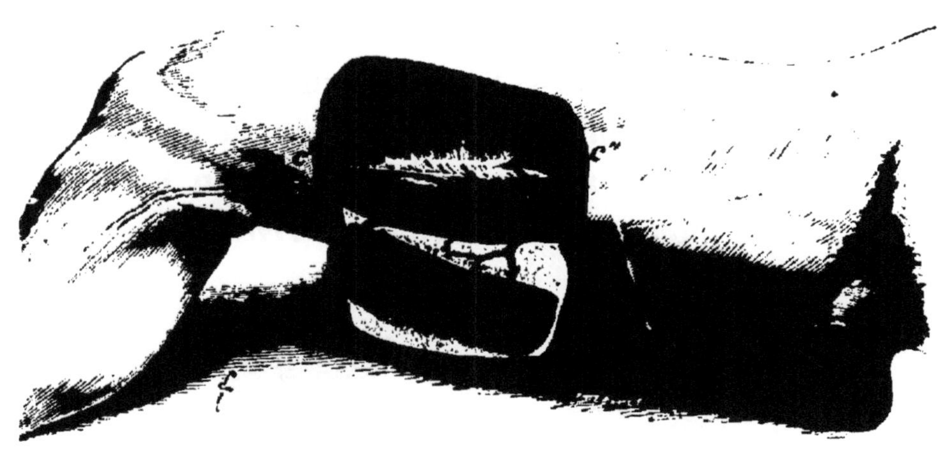

Fig. 33. — **Le canal de Hunter** (*dans la position où le membre doit être placé pour lier l'artère fémorale à ce niveau*). — Un lambeau comprenant la peau et le couturier *c* a été taillé et recliné pour montrer le canal ; à sa base se voit la veine saphène *s* qui longe le muscle droit interne. *c'* et *c"* sont les deux bouts du couturier coupé : *v*, muscle vaste interne, l'aponévrose qui recouvre ses fibres ; 3, tendon du troisième adducteur ; 2, deuxième adducteur et sa mince corde tendineuse qui, réunie au précédent, vibre sous le doigt. L'aponévrose de recouvrement ou paroi antérieure du canal est ouverte près de *c"* et laisse voir l'artère ; près de *c'* on voit sortir le nerf saphène et l'artère anastomotique.

On peut lier l'artère fémorale en trois points principaux : 1° *à la base du triangle de Scarpa* ou dans le premier quart du membre ; 2° à la pointe de ce triangle, c'est-à-dire *au-dessus du milieu de la cuisse*, dans son deuxième quart (ligature dite à la partie moyenne); et 3° au-dessous du milieu, *dans le canal de Hunter*, au-dessus de l'anneau ou dans le troisième quart. Quant au quart inférieur de la cuisse que l'on couvre en mettant les quatre doigts en travers, immédiatement au-dessus du condyle interne, on n'y touche jamais : l'artère étant devenue poplitée, ne peut être facilement découverte que par la partie postérieure.

Ligne d'opération. Cherchez les épines du pubis avec le pouce et l'index gauche (1), marquez bien celle du côté à opérer. Marquez aussi l'épine iliaque antéro-supérieure et déterminez le milieu de l'arcade crurale ainsi limitée. De ce point, tirez une droite aboutissant en bas *derrière* le condyle interne, pas en dedans, *derrière*.

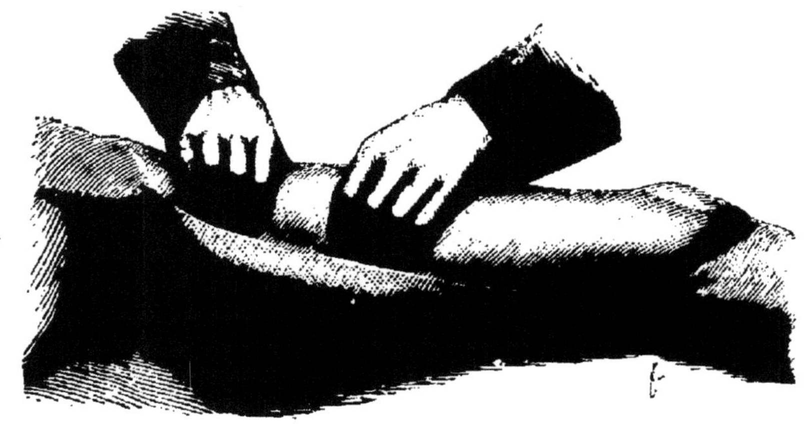

Fig. 39. — **Ligature de l'a. fémorale**. — Le membre est étendu, légèrement renversé en dehors. Les deux mains explorent la face antérieure de la cuisse, y cherchent la grande gouttière que forment le plan des adducteurs et le cylindre fémoro-tricipital, s'y enfoncent et la parcourent de haut en bas. Il serait bon aussi de chercher la veine saphène, si ce vaisseau se laissait facilement dilater.

Assurez-vous que cette ligne coïncide avec la gouttière antérieure sensible aux doigts et souvent à l'œil, grâce aux reliefs musculaires.

(1) Beaucoup d'élèves touchant le pénil avec un seul doigt et rencontrant toujours un fond osseux, se croient d'emblée sur l'épine du pubis alors qu'ils sont toujours trop près de la symphyse. Il faut écarter le pouce et l'index d'environ 8 centimètres et les porter de chaque côté du pénil; en appuyant et cherchant à rapprocher ces doigts, on sent très-bien les épines du pubis.

§ 1. Dans le canal de Hunter. — Le malade est couché sur le dos, la cuisse repose d'abord sur sa face postéro-externe ; plus tard, la jambe est fléchie et la cuisse portée dans l'abduction.

Le chirurgien se place en dehors, s'approche du membre et baisse un peu la tête pour bien voir la face interne de la cuisse.

Sur la ligne indiquée, à quatre doigts au-dessus du condyle interne, commencez ou terminez (suivant le côté) une incision qui remonte à 0^m 08 plus haut. Coupez la peau et le tissu cellulaire, évitant les veines qui pourraient se présenter. Coupez aussi l'aponévrose pour mettre à nu le *muscle couturier* (premier repère), que vous reconnaissez à la direction de ses fibres (a). — Avec la sonde, isolez le bord antérieur de ce muscle, et rejetez-le en bas. Mettez alors l'indicateur gauche dans le fond de la plaie pendant que la main droite, saisissant le genou, fléchit la jambe et porte la cuisse dans l'abduction pour *tendre* les muscles adducteurs. Cette manœuvre *indispensable* rend très-sensible le bord interne du muscle grand adducteur (deuxième repère), dont une partie *mince* et fortement tendue résiste et peut *vibrer* sous le doigt explorateur. Immédiatement en dehors, vous pouvez sentir l'artère, à travers la paroi antérieure dépressible du canal de Hunter. Faites écarter les lèvres de la plaie et déchirez le tissu cellulaire qui persiste encore et masque cette paroi fibreuse. Cherchez le nerf saphène en bas et par son orifice de sortie ou, si vous ne le voyez pas, par un trou artificiel, glissez la sonde sous l'aponévrose de recouvrement (fig. 40). Glissez-la *très-près*, *en dehors*, et *le long* de la corde tendineuse toujours tendue, la cuisse restant dans l'abduction, et que votre doigt n'a pas abandonnée (b). Assurez-vous que l'aponévrose seule est

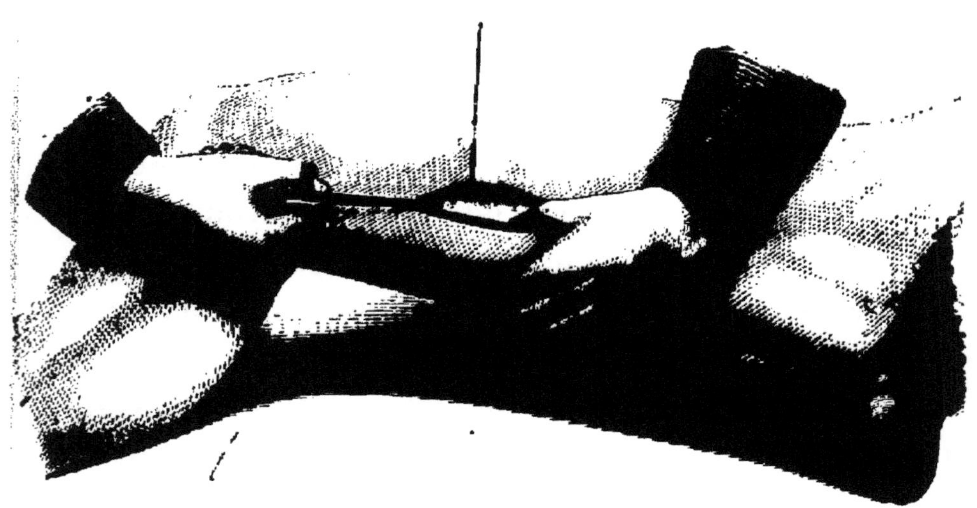

Fig. 40. — **Ligature de l'a. fémorale** (*dans le canal de Hunter*). — La jambe a été fléchie, la cuisse portée en dehors, la main gauche a le pouce sur la corde tendineuse. Immédiatement en dehors, par le trou du nerf saphène, la sonde est glissée sous l'aponévrose de recouvrement.

soulevée, coupez-la et cherchez ensuite à débarrasser l'artère du canal ou des canaux veineux et du nerf placés devant. Dénudez avec soin; la grosse veine est derrière. Un porte-fil courbe est indispensable.

(a) Si, oubliant de faire aboutir la ligne d'opération *derrière* le condyle interne, de s'approcher du membre et de baisser la tête, on incisait trop en avant, on tomberait bientôt sur le muscle vaste interne à fibres obliques en bas et en dehors : il faudrait se porter en arrière jusque sur le couturier à fibres obliques en bas et en dedans.

(b) Cette corde tendineuse n'est pas précisément le bord interne du muscle grand adducteur, mais elle dépend plutôt du moyen adducteur (voy. fig. 38, **2**). Elle est debordée en dedans par des fibres musculaires du grand adducteur, fibres revêtues d'une aponévrose qui peut en imposer *aux yeux* et que les élèves incisent souvent. Il faut donc couper en dehors de la corde qui vibre et très-près en dehors pour ne pas entrer dans le muscle vaste interne, faute bien plus souvent commise encore. (Près de veut dire à 2 millimètres en dehors).

En se laissant guider par les yeux, on est tenté, quand on ne voit pas le nerf saphène qui sort à des hauteurs variables, d'inciser n'importe où, car le vaste interne, l'artère et l'adducteur sont masqués par un feuillet aponévrotique. Le doigt seul qui sent la corde et immédiatement au dehors la gouttière de l'artère, corde et gouttière très-marquées seulement dans l'abduction du membre, permet de ne pas se tromper.

§ 2. **Au-dessus du milieu de la cuisse.** — Décubitus dorsal, chirurgien en dehors.

Sur la ligne indiquée, faites une incision de 0^m,08 à la peau et au tissu cellulaire, évitant la veine saphène ou l'une des saphènes. Après avoir coupé l'aponévrose, reconnaissez les fibres du couturier à leur direction. Cherchez et isolez le bord interne de ce muscle et rejetez-le en dehors en l'attirant vous-même avec l'indicateur gauche, qui plonge et va sentir l'artère en se promenant en travers de sa gouttière. — Placez un écarteur sur chacune des lèvres de la plaie et la gaîne aponévrotique étant ainsi exposée, ouvrez-la par déchirure ou par incision sur la sonde. Ouvrez ensuite la gaîne celluleuse avec soin, afin de laisser la veine et les nerfs en place. Chargez de dedans en dehors (a).

(a) C'est surtout en faisant cette opération que les élèves devront s'exercer a démasquer l'artère méthodiquement et chirurgicalement avec la sonde et le bistouri, comme il a été dit chapitre I et figure à propos de l'artère radiale.

§ 3. A la base du triangle de Scarpa. — Le procédé qui va être décrit pour lier l'artère *fémorale primitive*, permet avec des modifications très-simples de lier à volonté l'artère fémorale superficielle ou l'artère fémorale profonde.

Le malade est couché sur le dos.

Le chirurgien placé en dehors détermine le milieu de l'arcade crurale et cherche les battements de l'artère.

Sur le milieu de l'arcade fémorale (a), commencez ou terminez (suivant le côté) une incision qui descende à 0^m 06 plus bas, dans la direction indiquée. Coupez délicatement la peau et les feuillets du fascia superficialis épargnant les ganglions et les grosses veines si vous en trouvez. — L'arcade fémorale étant à nu dans la partie supérieure de la plaie, portez le doigt au-dessous pour sentir l'artère en la comprimant sur l'os. Coupez le fascia cribriformis sur la sonde en un ou plusieurs temps, au niveau même de l'artère. Attendez-vous à intéresser des artérioles : liez-les ou tordez-les si vous voulez opérer à sec. — Après avoir touché de nouveau l'artère, faites écarter les lèvres de la plaie et dénudez avec soin et méthodiquement, près de l'arcade fémorale (b), en attaquant le côté externe de la gaine pour éviter tout risque de blesser la veine. Chargez de dedans en dehors (c).

Pour lier l'artère fémorale superficielle ou la profonde, l'incision ne remonte pas tout à fait jusqu'à l'arcade crurale. On trouve d'abord l'artère superficielle (d) et en dehors, un peu plus profondément, l'origine de la profonde.

(a) Ce point est situé en dehors du vaisseau cherché et l'on incise là pour fuir les veines crurale et saphène que l'on ne doit pas voir. Cependant, chez les sujets très-maigres, comme le psoas rejette l'artère en dedans, il faut inciser à 0ᵐ,01 en dedans du milieu de l'arcade.

(b) Afin d'être sûr de lier la fémorale primitive qui se bifurque quelquefois après 0ᵐ,02 de trajet crural.

(c) On n'a pas à craindre d'embrocher le nerf, qui doit rester caché dans la gaine du psoas.

(d) Quand il y a bifurcation anticipée, les deux artères restent d'abord sur le même plan, la superficielle en dedans, la profonde en dehors, et ce n'est qu'au lieu ordinaire, à 0ᵐ,06 de l'arcade, que celle-ci devient profonde.

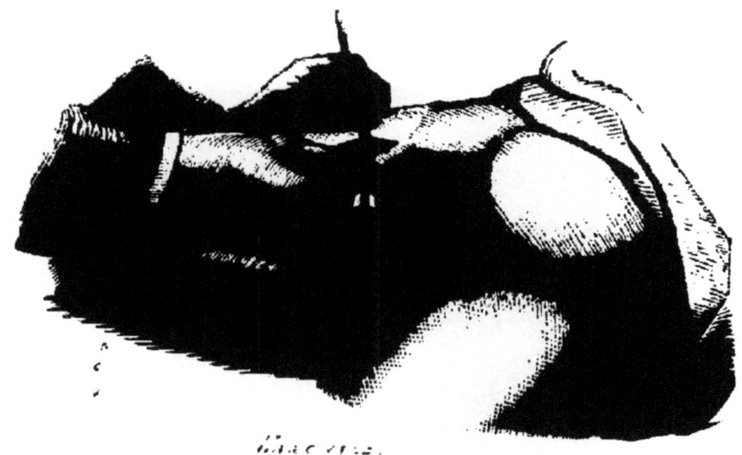

Fig. 51. — **Ligature de la fémorale** (*partie supérieure*). — La dénudation est faite : La main droite a engagé la sonde en dedans, entre la veine et l'artère; main gauche ayant pincé la lèvre externe de la gaine, va l'abaisser pour permettre au bec de la sonde de se dégager.

ARTICLE VI

LIGATURE DE L'ARTÈRE ILIAQUE EXTERNE

L'artère iliaque externe, avec sa veine située en dedans et en arrière, est accolée par un mince feuillet aponévrotique au bord interne de la loge du psoas, et contribue à former le contour du détroit supérieur du bassin. Les vaisseaux du cordon, des ganglions et des vaisseaux lymphatiques la recouvrent.

Après avoir provoqué des évacuations intestinales pour éviter le ballonnement du ventre, on couchera le malade sur le dos, les épaules et la tête élevées par des oreillers pour relâcher les parois abdominales.

Le chirurgien cherchera l'arcade crurale, ses extrémités, son milieu, et les battements de l'artère fémorale primitive.

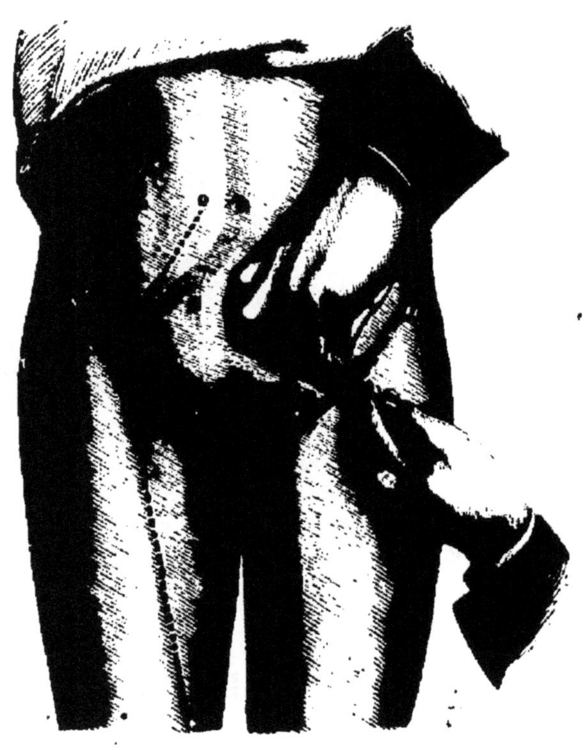

Fig. 42. — **Ligatures des artères iliaques** (*tracés des incisions*). **Dénudation de l'artère épigastrique.** — *p*, épine pubienne ; *i*, épine iliaque antérieure et supérieure ; *o*, point situé à 0,03 en dehors de l'ombilic ; *p i*, incision de Cooper, Roux, etc., pour lier l'iliaque interne ou l'iliaque primitive. Cette incision prolongée moins haut vers l'épine iliaque *i* convient très-bien soit pour lier l'épigastrique, soit pour l'iliaque externe (Bogros, etc.). *p o*, incision indispensable pour lier commodément les iliaques primitive et interne (M. Duval). C'est une combinaison des incisions d'A. Cooper et d'Abernethy.

A quelques millimètres au-dessus de l'arcade fémorale, commençant (ou finissant) à $0^m,03$ de l'épine du pubis, faites une incision de $0^m,07$ parallèle à l'arcade. Coupez et liez les vaisseaux sous-cutanés abdominaux. Incisez l'aponévrose du grand oblique directement, à l'aide du bistouri tenu ferme ou des ciseaux mousses. — Avec le bec de la sonde, cherchez le bord inférieur du muscle petit oblique et rejetez-le en haut, détruisant ses adhérences à l'arcade crurale et soulevant avec lui le cordon. Mettez le doigt dans la plaie, dans l'anneau inguinal, et cherchez à sentir l'artère à travers le fascia transversalis. Déchirez ce fascia, seulement en dehors de l'anneau, ou coupez-le après l'avoir pincé (b). Remettez alors le doigt dans l'incision et vous sentirez certainement les vaisseaux. — Placez un très-large rétracteur qui soulève la lèvre supérieure de la plaie et maintienne le péritoine, et abordez l'artère par son côté externe : vous avez à éviter les vaisseaux circonflexes et quelques ganglions, à déchirer une mince aponévrose et puis enfin la gaîne celluleuse. Chargez de dedans en dehors avec un porte-fil courbe pendant que le doigt écarte la veine et liez à $0^m,03$ au-dessus de l'arcade fémorale (c).

(a) La distance peut être double dans la partie externe de l'incision, qui n'est plus, ce cas tout à fait parallèle à l'arcade.

que le péritoine ne descende pas assez bas pour être blessé à ce niveau, il le *fascia transversalis* avec précaution et toujours en se dirigeant vers uffit de découvrir le côté externe.

(c) Afin de la à une distance suffisante de l'épigastrique de la circonflexe qui, par le fait de la ure, vont ramener le sang dans le bout inférieur de l'artère liée.

ARTICLE VII

LIGATURES EXCEPTIONNELLES

Je vais décrire ici les ligatures des *iliaques interne et primitive*, de l'*épigastrique*, de la *fessière*, de l'*ischiatique* et de la *honteuse interne*. Je les ai appelées exceptionnelles pour faire sentir aux élèves que l'occasion et la possibilité de les pratiquer sont excessivement rares. Elles demandent une habileté qu'on ne saurait raisonnablement espérer de tous les praticiens.

§ 1. Ligature de l'iliaque primitive et de l'iliaque interne. — On peut deviner, sur la figure 42, le trajet et la profondeur de ces vaisseaux; leurs veines ne cessent pas d'être en dedans et en arrière. Pour les découvrir, il faut décoller le péritoine qui revêt la fosse iliaque, et avec le péritoine refoulé en dedans, entraîner les vaisseaux génitaux et l'uretère, ce qui du reste est assez facile.

Le commencement de l'opération a besoin d'être conduit avec prudence et habileté : il s'agit, en effet, d'inciser les parois abdominales et de commencer le décollement du péritoine. La fin demande de longs doigts chez le chirurgien qui explore, isole et lie le vaisseau, et chez l'aide qui écarte et protége le péritoine.

Une incision parallèle à l'arcade fémorale, telle que celle employée pour découvrir l'iliaque externe, serait ici complétement insuffisante. Il faut nécessairement inciser la paroi abdominale dans la direction des vaisseaux, mais en dehors des vaisseaux, puisqu'il faut aller en dehors, décoller le péritoine de la fosse iliaque.

La meilleure incision est celle qu'a indiquée M. Marcellin-Duval. C'est une combinaison des procédés Cooper et Abernethy.

Le malade a été préparé et placé comme pour lier l'iliaque externe.

Pour le côté droit : à 0^m,03 en dehors de l'épine du pubis, au-dessus et près de l'arcade fémorale, commencez une incision de 0^m,12 qui soit parallèle à l'arcade dans son premier tiers, se recourbe ensuite en arc de cercle (tiers moyen), pour remonter enfin perpendiculairement à l'arcade (dernier tiers), vers un point situé à 0^m 03 en dehors de l'ombilic (fig. 42, p ó. Pour le côté gauche, même incision faite en sens contraire. Incisez pareillement l'aponévrose du grand oblique, après qu'elle est découverte par la section du tissu adipeux et la ligature des vaisseaux sous-cutanés abdominaux. — Décollez le bord inférieur du petit oblique de l'arcade crurale, et coupez avec un bistouri boutonné les fibres de ce muscle dans la partie ascendante de l'incision, soit directement en vous aidant de la pince, soit sur une grosse sonde mousse, soit et c'est le mieux, sur le bout du doigt insinué peu à peu de bas en haut entre l'oblique et le transverse. — Incisez celui-ci à son tour et le fascia transversalis en même temps : cherchez donc l'anneau inguinal et en dehors, pincez ce fascia, faites-y une boutonnière et déchirez-le au-dessus de l'arcade (a). Puis, avec le bout du doigt, porté de bas en haut, décollez peu à peu le péritoine, et à mesure, coupez le muscle transverse et son fascia dans la partie ascendante de la plaie. — Ramenez le doigt vers l'arcade et touchez l'artère. Décollez alors le péritoine de la fosse iliaque, avec les doigts, sans le secours d'aucun instrument. Appliquez-vous à aller lentement, suivant l'artère iliaque externe qui vous guide et grattant avec les ongles l'aponévrose iliaque pour refouler avec le péritoine tout le tissu cellulaire et dans ce

tissu cellulaire, les vaissaux génitaux, et plus profondément, l'uretère. — Enfin, quand arrivé sur le vaisseau à
lier vous voulez l'isoler, demandez à un aide d'enfoncer
deux doigts très-profondément et d'écarter le péritoine
en haut et en dedans, pendant que toujours avec le doigt
et un long instrument mousse, pince ou sonde, vous iso-
lerez votre artère. Passez le fil avec un instrument
courbe, de dedans en dehors, le doigt protégeant les
veines (b).

(a) En déchirant en dehors de l'anneau on épargne l'artère épigastrique ; il faut
seulement ne pas atteindre les vaisseaux circonflexes, ce que l'on ferait si, redoutant
à tort, à ce niveau, de léser le péritoine, on se portait trop près de l'arcade et derrière
l'arcade. Ce serait du reste un accident sans gravité.

(b) L'artère iliaque interne doit être liée à 6ᵐ,02 de son origine, par conséquent
assez près de sa première collatérale.

§ 2. Ligature de l'épigastrique. — Cette artère naît de la
terminaison de l'iliaque externe ; elle se porte d'abord en dedans,
puis en haut. Dans son trajet ascendant, elle se trouve à peu près
à un doigt en dedans du milieu de l'arcade crurale. On connaît
ses rapports avec les éléments du cordon chez l'homme et le ligament rond chez la femme. Elle est située dans le tissu sous-péri-
tonéal, par conséquent, sous le *fascia transversalis*. Deux veines
faciles à isoler l'accompagnent ; mais au voisinage de leur confluent, dans la veine iliaque, ces veines reçoivent, chez l'homme,
plusieurs veinules du cordon (veines funiculaires) qui masquent
à peu près complétement l'artère épigastrique à son origine. Pour
cette raison, et aussi pour éviter d'élargir l'orifice inguinal interne et d'ouvrir la porte aux hernies, il vaut peut-être (?) mieux,
chez l'homme surtout, chercher l'artère au-dessus du cordon
qu'au-dessous, à l'origine même du vaisseau.

Le malade est couché sur le dos.

Le chirurgien explore la région, fait saillir les veines
sous-cutanées abdominales s'il le peut, etc. ; il cherche

les battements de l'artère fémorale primitive, l'arcade crurale, ses extrémités et son milieu.

À un travers de doigt au-dessus de l'arcade, parallèlement à l'arcade, faites à la peau une incision de 0^m05 dont la partie moyenne réponde à l'artère cherchée, c'est-à-dire soit située à un doigt en dedans du milieu de l'arcade.

Coupez ensuite le tissu cellulaire; écartez ou coupez et liez les vaisseaux tégumenteux. Arrivé sur l'aponévrose du grand oblique, incisez-la prudemment, tenant le bistouri ferme. — Pénétrez ensuite avec le bec de la sonde entre deux faisceaux des muscles petit oblique et transverse réunis, au-dessus du cordon refoulé en bas (a). — Bientôt vous sentirez la résistance du fascia transversalis et vous pourrez voir sa coloration blanche et son aspect fibreux : déchirez-le avec deux pinces (b), et mettant le doigt dans la plaie, cherchez l'artère. Sur le cadavre elle forme souvent une corde presque verticale sensible au doigt.

Dénudez-la avec les pinces (fig. 42) qui déchirent d'abord un tissu graisseux jaunâtre, puis la gaîne celluleuse, afin que le porte-fil s'engage facilement.

(a) Si l'on veut lier l'origine même de l'artère on incise plus près de l'arcade, on relève le bord inférieur des muscles oblique et transverse et le cordon qui y est compris. L'exécution est même plus facile et la blessure du péritoine presque impossible; mais l'anneau inguinal est forcément agrandi.

(b) La déchirure doit avoir la plus petite étendue possible, au risque d'être obligé de l'agrandir si l'on ne trouve pas l'artère du premier coup. Il faut surtout déchirer d'abord en dedans afin de tâcher d'épargner les fibres qui cernent l'anneau inguinal interne, car, si l'on déchire cet anneau, le procédé n'a plus d'avantage sur celui qui consiste à lier sous le cordon.

§ 3. **Ligature de l'artère fessière.** — Un coup d'œil jeté sur la figure 43 permettra de remarquer en quel point sortent les trois artères qu'on peut lier à travers le muscle grand fessier

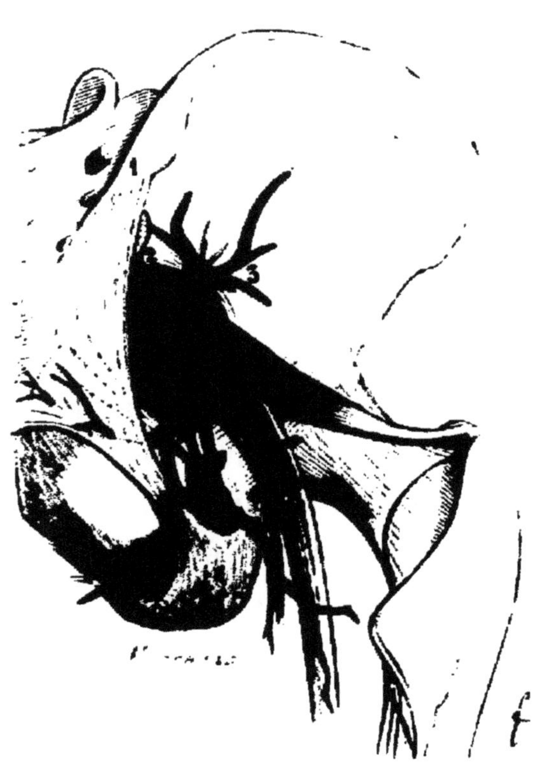

Fig. 43. — **Artères qui traversent les échancrures sciatiques au-dessus et au-dessous du muscle pyramidal.** — 1, épine iliaque postéro-supérieure ; 2, épine iliaque postéro-inférieure ; 3, artère fessière (sa branche profonde), l'autre branche qui descendait vers le chiffre 4 a été relevée ; 4, m. pyramidal ; 5, grand nerf sciatique ; 6, petit n. sciatique ; 7, artère honteuse interne ; entre 7 et 8, nerf honteux ; 8, artère ischiatique, sa grande branche descendante devrait croiser la honteuse au-dessous du chiffre 7, elle a été maintenue en dedans pour éclaircir la figure.

Il est possible, sur le vivant, à l'aide de certains repères faciles à trouver, de déterminer le point correspondant à la sortie de chaque artère de la fesse. Les points de repère sont : 1° l'épine iliaque postérieure et supérieure ; 2° l'angle postéro-supérieur, ou sommet du grand trochanter ; et 3° la crête sacrée ou ligne médiane.

C'est à 0^m,08 de la ligne médiane que sortent les artères : la fessière, au-dessus du pyramidal, sur une ligne droite unissant l'épine iliaque postéro-supérieure au grand trochanter ; l'ischiatique et la honteuse, sur une ligne parallèle à la précédente, mais plus basse de toute la hauteur du muscle pyramidal, c'est-à-dire de 0^m,03 environ. Ces lignes ilio-trochantériennes sont parallèles aux faisceaux du muscle fessier. Pour découvrir les artères de la fesse, on incise sur ces lignes ; mais si l'on ne veut être extrêmement gêné par la tension des lèvres de la plaie, il faut détacher un peu les insertions sacrées du faisceau inférieur du muscle fessier, et recourber un peu l'incision cutanée dans ce but.

Le malade sera couché au bord du lit, sur le ventre : la pointe du pied en dehors pour relâcher le muscle grand fessier.

Le chirurgien, placé du côté à opérer, cherchera l'épine iliaque postéro-supérieure et le sommet du grand trochanter ; il se tiendra *près du flanc* du malade.

A 0^m,03 au-dessous de l'épine iliaque postéro-supérieure, commencez une incision qui remonte d'abord en haut et en dehors jusqu'au niveau de cette épine, puis se recourbe à angle droit arrondi pour se porter en dehors et en bas, vers le grand trochanter, dans l'étendue de 0^m,08 environ (a). Le grand fessier étant découvert, ouvrez l'un de ses interstices avec le bistouri et détruisez les insertions sacro-ilio-ligamenteuses du faisceau inférieur qui alors s'abaisse facilement. — Mettez alors le doigt dans la plaie et cherchez la grande échancrure dépressible et l'*arcade* osseuse qui la limite en haut. Tout cela se peut sentir à travers l'aponévrose sous-fessière qu'il faut maintenant déchirer, le long et au-dessous de l'arcade (b). — Cela fait, portez l'indicateur gauche profondément entre l'arcade et le muscle pyramidal, en dedans, vers le sacrum, pour y sentir malgré les fibres ligamenteuses qui persistent, l'angle que forme l'articulation sacro-iliaque et la petite épine iliaque postéro-inférieure. Suivant alors le dessous de l'arcade de dedans en dehors, avec la pulpe du doigt, vous rencontrerez (à 0ᵐ,03 environ) un cordon vasculo-nerveux au milieu duquel vous arriverez à discerner l'artère par le toucher (c). — L'artère étant trouvée, efforcez-vous de l'isoler et placez le fil sous l'arcade, presque dans le bassin (d).

(a) La longueur totale de l'incision est de 0ᵐ,12 environ. La dernière partie en est la plus longue de beaucoup et la principale ; elle suit la ligne ilio-trochantérienne et la direction des fibres du grand fessier ; la première partie a pour but de permettre de détruire les insertions sacro-ilio-ligamenteuses du faisceau musculaire qui va former la lèvre inférieure de la plaie et qui ne s'abaisserait pas facilement sans cette espèce de débridement.

(b) Cette aponévrose, mince dans sa partie externe, n'est que la continuation du bord externe du grand ligament sacro-sciatique ; à mesure qu'on s'approche du sacrum elle devient donc de plus en plus résistante.

(c) C'est principalement pour faire la recherche du paquet vasculo-nerveux et le diagnostic de l'artère qu'il faut se placer près du flanc du malade afin de permettre à la main gauche d'agir commodément.

(d) Il n'est pas facile d'épargner les grosses veines qui accompagnent cette artère ; pourquoi ne les comprendrait-on pas dans la ligature ? Il faut placer le fil profondément, pour être sûr de lier *le tronc* de l'artère et non pas l'une de ses deux principales branches.

§ 4. **Artères ischiatique et honteuse interne.** — Le malade sera placé comme pour lier la fessière ; le chirurgien fera les mêmes recherches préalables ; mais, une fois l'incision faite, il se tiendra *près de la cuisse* de l'opéré.

Une incision semblable à celle de l'artère fessière, mais située à 0^m,03 plus bas, conduira sur l'aponévrose sous-fessière et permettra au doigt de sentir facilement *l'épine sciatique*, le petit ligament sacro-sciatique qui s'y attache et, plus haut, la partie inférieure dépressible de la grande échancrure. A ce niveau, le long et au-dessous du muscle pyramidal, l'aponévrose sera déchirée et le doigt, enfoncé profondément, cherchera les artères. Il s'arrêtera d'abord sur le sommet de l'épine sciatique (repère) où il sentira peut-être un petit cordon nerveux, le nerf honteux : s'il se porte à quelques millimètres *en dedans*, sur le bord supérieur du ligament (a) il pourra reconnaître *l'artère ischiatique* en la comprimant légèrement ; s'il se porte à quelques millimètres *en dehors*, sur le bord supérieur de l'épine, c'est *l'artère honteuse* qu'il rencontrera. Plus loin en dehors, se trouvent les nerfs petit et grand sciatiques, qui forment un ensemble volumineux.

a) Les rapports que j'indique ne pourraient servir de guide si l'on cherchait les vaisseaux au-dessous de l'épine sciatique et de son ligament, car l'artère ischiatique à peine sortie du bassin, se divise, et sa principale branche devient presque immédiatement postérieure, puis externe relativement à l'artère honteuse.

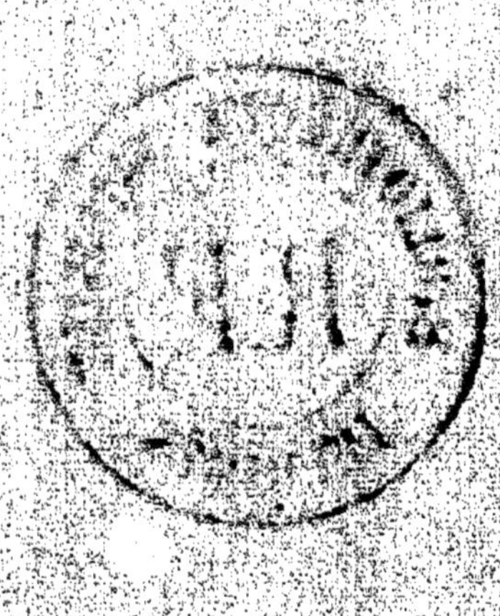

TABLE DES MATIÈRES

PREMIÈRE PARTIE

FIN DE LA TABLE.

PARIS. — IMPRIMERIE DE E. MARTINET, RUE MIGNON, 2.

ICONOGRAPHIES MÉDICALES

ANATOMIE DESCRIPTIVE DU CORPS HUMAIN
LOCOMOTION, CIRCULATION, SPLANCHNOLOGIE
PAR MM. BONAMY ET BROCA
ORGANES DES SENS ET SYSTÈME NERVEUX
PAR M. HIRSCHFELD

560 planches avec explications en regard, noir. . . . . 190 fr.
colorié.. . . . . 370 fr.
Relié en 4 volumes.. . . . . 400 fr.

ANATOMIE TOPOGRAPHIQUE
Comprenant les principales applications à la pathologie et à la médecine opératoire
PAR MM. PAULET ET SARRAZIN
(TEXTE PAR M. PAULET)

164 planches tirées en couleur avec explication.. . . 176 fr.
L'atlas relié en 2 volumes, le texte relié en 2 volumes. 190 fr.

ANATOMIE PATHOLOGIQUE
PAR MM. LANCEREAUX ET LACKERBAUER
(TEXTE PAR M. LANCEREAUX)

60 planches tirées en couleur avec explication en regard. 80 fr.
Relié en 2 volumes. . . . . 96 fr.

ATLAS DE L'ART DES ACCOUCHEMENTS
PAR MM. LENOIR, SÉE ET TARNIER

103 planches avec explication en regard, noir. . . . . 60 fr.
colorié. 110 fr.

MALADIES VÉNÉRIENNES
PAR M. CULLERIER

74 planches en couleur retouchées au pinceau.. . . . 80 fr.

OPHTHALMOSCOPIE ET OPTOMÉTRIE
PAR M. MAURICE PERRIN

24 planches en couleur, échelle typographique en 17 tableaux,
1 volume de texte. . . . . 35 fr

Traité de pathologie interne, par le professeur GRISOLLE;
9ᵉ édition considérablement augmentée. 2 vol. gr. in-8ᵒ.
Prix.. . . . . 18 fr.

Traité élémentaire de pathologie externe, par MM. les doc-
teurs FOLLIN et DUPLAY. 3 vol. gr. in-8ᵒ avec 379 figures
dans le texte, prix.. . . . . 37 fr.
   L'ouvrage complet formera 5 volumes.

Traité clinique et pratique des opérations chirurgicales,
ou Traité de thérapeutique chirurgicale, par le docteur CHASSAI-
GNAC. 2 vol. gr. in-8ᵒ avec figures dans le texte, prix.   28 fr,

Traité de pathologie et de thérapeutique générales, par
M. le professeur JAUMES, ouvrage publié par son fils, avec une
notice biographique par M. le docteur FONSSAGRIVES. 1 vol.
gr. in-8 de 1.100 pages, prix.. . . . . 16 fr.

Traité de physiologie, appliquée à la médecine et à la chirurgie, par le professeur LIÉGEOIS. — En vente : 1 vol. de
450 pages gr. in-8ᵒ avec 100 fig. dans le texte, comprenant *Introduction, physiologie générale, Reproduction*;
prix.. . . . . 6 fr. 50
   Et 1 vol. de 150 pages avec 55 figures dans le texte, comprenant les *mouvements*; prix.. . . . . 3 fr.
   L'ouvrage sera continué.

Traité des maladies de la peau, comprenant les exanthèmes
aigus, par le professeur HÉBRA, traduit par le docteur DOYON.
1 vol. gr. in-8ᵒ compacte, prix. . . . . 16 fr.

Éléments d'histologie humaine, par le professeur KÖLLIKER;
2ᵉ édition entièrement remaniée et accompagnée d'un grand
nombre de figures nouvelles. Traduction par le docteur MARC
SÉE, d'après la 5ᵉ édition allemande. 1 vol. gr. in-8ᵒ avec figures, prix.. . . . . 18 fr.

PARIS. — IMPRIMERIE DE E. MARTINET, RUE MIGNON, 2.

www.ingramcontent.com/pod-product-compliance
Ingram Content Group UK Ltd.
Pitfield, Milton Keynes, MK11 3LW, UK
UKHW020210130726
13696UKWH00002B/826